道少斋中医讲稿

步入中医之门 ②

被淡忘的经络辨证

修订版

毛以林 ◎ 著

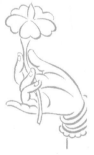

中国中医药出版社
·北京·

图书在版编目（CIP）数据

被淡忘的经络辨证 / 毛以林著.—修订本.—北京：中国中医药出版社，2021.9
（步入中医之门系列；2）
ISBN 978-7-5132-6010-7

Ⅰ．①被… Ⅱ．①毛… Ⅲ．①经络—基本知识 Ⅳ．①R224.1

中国版本图书馆CIP数据核字（2019）第289510号

中国中医药出版社出版
北京经济技术开发区科创十三街31号院二区8号楼
邮政编码　100176
传真　010-64405721
廊坊市祥丰印刷有限公司印刷
各地新华书店经销

开本710×1000　1/16　印张14　字数178千字
2021年9月第1版　2021年9月第1次印刷
书号　ISBN 978-7-5132-6010-7

定价　55.00元
网址　www.cptcm.com

服务热线　010-64405720
购书热线　010-89535836
维权打假　010-64405753

微信服务号　zgzyycbs
微商城网址　https://kdt.im/LldUGr
官方微博　http://e.weibo.com/cptcm
天猫旗舰店网址　https://zgzyycbs.tmall.com

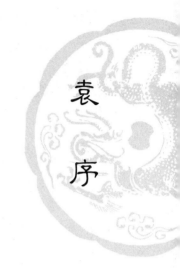

2008年5月中旬，我和毛以林博士同赴天津参加一本国家"十一五"规划教材的定稿会，毛博士谈及他的另一本新作《步入中医之门2——被淡忘的经络辨证》即将杀青付梓，我为之震惊。一是为其勤奋努力，笔耕不辍而振奋。记得2007年10月毛博士的新著《步入中医之门》，让读者在不知不觉中领悟医理，解除困惑，受到众多读者的热情首肯，而位列多家网站、出版社参评的"2007年中医药十大精品图书"之首。在不到一年的时间内，毛博士的第二部专著又行将问世，若非坚持临床实践，潜心研究，含辛茹苦，孜孜以求，是难于做到的。二是为其所选命题难度之大而惊讶。多年来，经络辨证在《中医诊断学》或中医的其他学科中已缩少为一二页纸，经络辨证的内容大多是将《灵枢·经脉》的原文照搬，其文字古僻，辞句深奥，加之缺乏生动可及的临床案例，既难学亦难教，使经络辨证的临床应用几乎处于被忽略的境地。毛博士才思敏捷，不畏艰难，结合临床，精心钻研，著成《步入中医之门 2——被淡忘的经络辨证》，将理奥意深的经络辨证经义平实道来，一一阐明经络辨证的理、法、方、药，遵经而不泥古，师法而有新悟，使学者有所知，用者有所获。毛博士能在当今世人对中医经典的重视每况愈下，经络辨证形同虚设的今天，另辟蹊径，结合临床，阐经释义，确实是难得可贵的。

孔子叹曰："后生可畏，焉知来者之不如今也？"应该说，学术上的"代沟"是进步的标志，也正是吾辈深感欣慰之处，是为序。

袁肇凯

2008 年 8 月 6 日

注：袁肇凯，湖南中医药大学教授，博士生导师，享受国务院政府特殊津贴专家，国家重点学科中医诊断学学术带头人，全国高等中医教育研究会中医诊断学教学研究会主任委员。

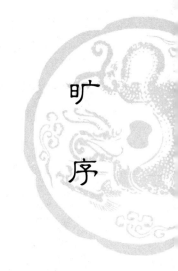

旷序

经络学说之源在我国可上溯几千年,尽管经络实质至今仍然是一个充满神奇色彩的谜,但经络学说对于防病治病的指导意义却众所皆知。早在《黄帝内经》就已认识到经脉不仅能运行气血,调节阴阳,沟通表里,联络脏腑,濡养四肢百骸,而且对于诊治疾病、决断生死也有重要作用。《灵枢·经脉》谓:"经脉者,所以能决死生,处百病,调虚实,不可不通也。"明确经络能"决死生,处百病",强调经络辨证的重要意义则不言而喻。医圣张仲景深得《黄帝内经》之旨,首先将经络辨证运用于临床。《伤寒论》创立外感病六经辨证方法,《金匮要略》则以脏腑经络辨证学说作为总纲。张仲景运用经络辨证之妙,世人钦佩,开临床运用经络辨证之先河。

千百年来,医学发展,名医辈出,名著充栋。历代医家在临床实践中陆续发现经络现象、经络敏感(感传)现象和经络敏感人。经络辨证在针灸学领域的运用日渐成熟,但经络腧穴,阴阳会通,玄冥幽微,变化之极,能熟练地运用经络辨证于指导处方用药者则寥若星辰。

当我的学生毛以林博士将他的《步入中医之门2——被淡忘的经络辨证》一书呈现在我面前时,我竟爱不释手,先睹为快,阅后眼前一亮,耳目一新。毛博士不仅对经络辨证的基础知识、学习经络辨证的方法(三部曲)等详细论述,尤其结合历代名医以及自己亲手诊治的临床病案,对经络诊法、经络辨证在临床上的应用进行深刻阐述。由于源自实践，有感而发，故其阐释经络辨证深入浅出，如数家珍，娓娓道来，言之有物，给人颇多启发，颇多思考！我不能不发出感慨：青出于蓝而胜于蓝，后生可畏！

毛博士的处女作《步入中医之门》，在"环球中医网"与多家网站、出版社举办的"2007 年中医药十大精品图书"评选中荣登榜首，可见其深受好评，短期内第二部著作《步入中医之门 2——被淡忘的经络辨证》又将面世，可以预言也必将受到读者的喜爱。作为老师，对学生获得的成绩从心里为之欣慰，故欣然为之序。

旷惠桃
2008 年 7 月于长沙

注：旷惠桃，湖南中医药大学教授，主任医师，博士生导师，湖南省中西医结合学会风湿病专业委员会主任委员，中华人民共和国人事部特聘专家，全国中西医结合学会理事。

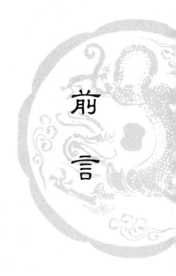
《灵枢·经别》"夫十二经脉者，人之所以生，病之所以成，人之所以治，病之所以起，学之所始，工之所止也"一语，道出了经络与人体的各个生理阶段，即生、老、病、死全过程均有十分密切的联系。历代医家十分重视经络学说，认为经络学说是中医学最基本、最重要的理论，学医必学经络，习医必通经络，初学中医必须由此入门，精通十二经脉是成为高明医生必备的条件，可以说把经络学习的重要性提到了无以复加的位置。不通经络学说，则难以成为造诣很深的中医。马元台《黄帝内经素问灵枢注证发微》说："十二经脉……实学者习医之第一要义，不可不究心熟玩也。"经络理论于中医学的地位可见一斑。

然而，由于种种原因，现在非针灸科中医人员重视经络学习的人已寥若星辰。即使是针灸科医师，相当部分都是局限于循经取穴以针刺或针灸，能很好地运用经络学说分析疑难病证，定出治疗方案者，不啻乎凤毛麟角，博大精深的经络学说即将云散烟灭，诚为一憾也！

目前有关经络辨证的著作，基本上都是讨论针灸治疗为主。有关经络辨证对处方用药指导运用的专著尚是一个空白，而经络学说不仅是针灸科医师必需掌握的内容，更是以用药为主治疗疾病的内、外、妇、儿科医师必备的知识。很多疑难杂症，如不能很好地掌握经络辨证，可以说很难把握病机，也很难取得满意的临床疗效。可以说，掌握不好经络辨证，很难步入中医之大堂。

笔者不揣粗陋，查阅了大量有关经络辨证的资料，搜集古今临床医家关于经络辨证的精彩医案，结合自己临床应用经络辨证诊治疾病的经验，著成是书，以冀能为学习中医者提供一本经络辨证的参考读物。

本书有以下几点需加以说明：

1. 本书描述的经络路线和主病以李鼎教授主编的高等医药院校试用教材《经络学》（1984 年，上海科学技术出版社）为准。

2. 本书所选古今临床医家案例，均在案后注明作者。案评分为两类，系原作者的标注以"原按"，经笔者改动或所写者注以"评析"，以示区别。若系笔者临床案例，则注以"分析"。

3. 本书参考或引用了部分医家所撰写的有关经络研究的论文和著作相关内容，非为贪人之功，实为弘扬经络辨证，引用的参考文献均在书后加以注明。由于很难和所引用文献的原作者联系，如有著作权争议，敬请联系本作者（maoyilin8518@126.com），以便协商解决。在此先向原作者表示谢意！

在本书的写作过程中，得到恩师袁肇凯教授、旷惠桃教授、刘新祥教授、马继松教授的精心指导，在此，对他们表示衷心的感谢！并向为本书校稿付出大量宝贵时间的施琼怡医师致以谢意！

本书出版已 10 年，深受读者好评，曾多次重印，销售罄空。此次修订主要是在前书的基础上对十二经经脉辨证的经络系统循行分布及主病进行了修订和完善。

由于忙于临床，且个人水平有限，书中错漏之处，敬请杏林贤达不吝指正。

毛以林

2021 年 6 月

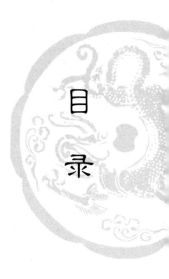

目录

步入中医之门2
被淡忘的经络辨证

第1讲 这些病例你能运用经络学说辨证吗

我在"爱爱医"网站做专题后，经常和学习中医的朋友在一起讨论中医问题。后来我把写的所有文章归集起来，做了个个人空间。有些热爱中医的朋友看过我的文章后，希望我能和大家一起谈谈经络辨证。当然我们在这里要讨论的经络辨证，并非针灸专业的，而是如何使用经络辨证对处方用药进行指导，以提高大家临床诊疗水平。从这一讲开始我们就一起谈谈这方面的知识，依然按照我的博客写作风格，力图使大家在轻松阅读中有所收益。

一、熟知经络辨证可以使怪症不怪

在正式讨论经络辨证之前，我想先和大家一起看几个病案，请大家进行辨证施治，看看你对经络辨证是否已经有一个基本的了解。

胡某，男，50 岁。腹泻 2 天，服西药治疗后腹泻止，但舌体突然不得外伸，言语不清，按脉沉细弱，苔薄，舌质如常。经神经科检查，正常无恙。[任秋华，卢锦花.脏腑经络理论互用,辨证治法灵活确切——秦亮甫学术思想掇拾.新疆中医药，1993（4）：45]

这个病例取自秦亮甫老先生的病案。患者腹泻 2 天后出现"舌体突然不得外伸，言语不清"，按我们的常规思维，会想到患者腹泻脱水，血液浓缩，黏度增高，有发生脑梗死的可能性。但神经科的检查没问题，这样的病西医就不好解释了，当然，也就没有好的治疗办法了。

但这样的病在我们中医看来，并非什么疑难杂症，如果你中医学得好的话。那我们中医怎么去认识这个病呢？为什么在腹泻后会出现"舌体突然不得外伸，言语不清"？请大家用我们学过的一些辨证方法，如三焦辨证、卫气营血辨证、病因辨证、脏腑辨证、六经辨证进行分析。可能有些初学中医的人会说患者腹泻导致了阴亏，以致筋脉失养，所以出现舌体不得外伸。但舌苔薄、舌质正常与阴亏之舌红少津、无苔明显不符。显然这种解释难以说得通了。况且这位患者出现神志不清就更难说得明白。在此，我要问一句，为什么腹泻后单单出现舌体不能外伸而没有其他的肢体功能障碍呢？

如果我们对经络学说掌握得很好的话，运用经络辨证的方法进行分析，就很容易了。我们学内科学时学过腹泻的病机关键是脾虚湿盛，因此，我们先一起来看看足太阴脾经的循行路线。脾之经脉起于足大趾内侧隐白穴，循下肢内侧至腹，交任脉于关元，络胃属脾，从胃分支至心，另一支脉穿过横膈行于胸膺，**至舌根散于舌下**。腹泻伤脾，脾之精气不能循经上承于舌，舌失脾之精气润养，故引起舌缩。其分支从胃至心，心主神明，泄泻伤脾，脾之精气亏虚，心失所养，出现神志不清也就好解释了。秦老辨证的思路，从腹泻、脉沉细弱着手，认为是脾气虚弱的表现，为足太阴脾经病，足太阴病后又出现舌体不得外伸，为足太阴经络失养，因此予以香砂六味丸健脾调理气机，配合足太阴脾经上的三阴交为主穴以补益脾之精气，配足三里调补中气，复溜滋生阴津，治疗的第二日病即若失。

这是一个辨证非常精彩的案例，治疗也非常简单。老一辈中医常常是针药并施，这点非常值得我们这一辈人学习。本例疾患初看很难理解，可谓怪症，但通过经络辨证，很容易地找到病机关键，怪症就不再奇怪了。

二、神秘的经络现象——有其内，必形诸外

接下来，我们来看看张耀春医师诊治的一个病案。

张某，男，42岁。1999年4月25日来门诊就医。主诉：发现左下肢

内侧一条紫黑色线条至前阴部已 2 个月，甚感奇异，疑惑不解，十分忧虑，要求诊治。查体：左下肢内踝上 2 寸处，沿腓肠肌内侧缘可见紫黑色丘状疹，高出皮肤表面 3mm，宽 5mm，融合成一紫黑色如珠穿状线，从腓肠肌内侧缘上行过膝内侧缘，历半腱半膜肌，经股内后廉入抵前阴，泾渭分明，亦无压痛。询及病者有无痛楚，病者说："这条紫线循行所过之处无任何反应。"[张耀春. 罕见一例足少阴肾经经络现象与辨证分析. 中国针灸，2000（5）：285]

　　这个病案，我曾拿给我的一个研究生看，问他该怎么入手辨证？怎么运用中医的诊察方法收集辨证施治的资料？这学生平时我很看重，中医的功底很不错，可是啊，他看了很久，最后还是不知道如何辨证，为什么？对经络的循行路线很生疏！可能这是我们非针灸科医生共同的缺陷。

　　我告诉他，这应该从经络辨证入手。他说《中医诊断学》里讲的经络辨证太简单了，也很少见这样的病例。后来我与我的博导——中医诊断学大家袁肇凯教授谈到此事，他说："现在经络辨证从教学到临床基本都淡化了，明·张介宾《类经》说：'知十二经脉之道，则阴阳明，表里悉，气血分，虚实见，天道之逆从可察，邪正之安危可辨。凡人之生，病之成，人之所以治，病之所以起，莫不由之。故初学者必始于此，工之良者亦止于此而已。'学中医的人必须掌握好经络，可是现在除针灸专业外，从教学到临床，对经络及经络辨证不再重视，这是十分遗憾的事。"

　　患者左下肢内侧一条紫黑色如珠穿状线条至前阴部，泾渭分明，亦无压痛，无痛楚，循行所过之处又无任何反应。这样的病例在临床极为罕见，我想当大家看到此类病例的时候，可能相当多的人都会感到束手无策。如果我们按常规的脏腑辨证来看，可能很难进行脏腑定位，而根据六经辨证、三焦辨证、卫气营血辨证进行分析，可能也很难找到切入点。其实类似的临床病例辨证并不十分复杂，但前提是你必须对经络学习得非常好，如果你能熟背十二经脉、奇经八脉的循行路线，你便可以立即判别出这类病象的临床辨证途径。这是一个十分典型的经络现象。

现在我们一起来复习一下足三阴三阳经脉在下肢的分布规律（图1-1）。

足三阴经行于下肢内侧，足太阴脾经在前，足厥阴肝经在中，足少阴肾经在后，其中足三阴经在足内踝上八寸以下为厥阴在前、太阴在中、少阴在后，至内踝八寸以上，太阴交出于厥阴之前。

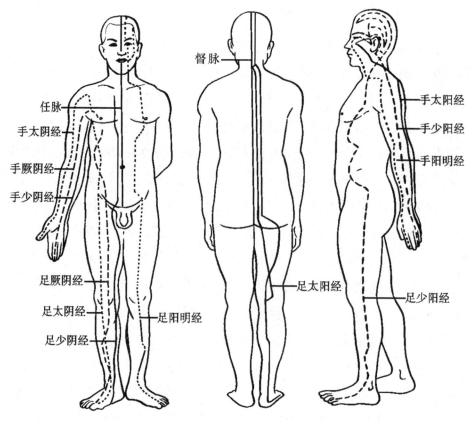

图 1-1　足三阴三阳经脉在下肢的分布规律

当我们重温足三阴经脉在下肢的分布规律以后，很容易发现患者下肢的紫黑色如珠穿状线循行部位与足少阴肾经走向极为一致。足少阴肾经是如何在体表循行的呢？我们来看看《灵枢·经脉》是怎么说的："**肾足少阴之脉，起于小趾之下，邪（斜）走足心，出于然谷之下，循内踝之后，别入跟中，以上踹内，出腘内廉，上股骨内后廉，贯脊属肾，络膀胱……**"

这段话翻译过来就是：足少阴肾经，从脚小趾下边开始，斜向脚底心（涌泉），出于舟骨粗隆下，沿内踝之后，分支进入足跟中；上向小腿内，出腘窝内侧，上大腿内后侧，通过脊柱属于肾，络于膀胱（图 1-1）。

至此大家可以明白，患者下肢紫黑色线状病象实乃足少阴肾经病变。那么接下来的临床问诊就能做到有的放矢。接下来张医师问诊，病者说："两足灼热，冬季两足也不盖被，夏季两足须用电风扇吹拂足心方觉舒适。"正合足少阴肾经的循行部位。归经已明，结合患者"经常全身烘热汗出，心烦急躁，失眠已数年""舌质坚敛，舌尖部微红，苔薄黄微干，脉弦细"，断定其病在肾，证属肾阴亏虚，虚火内盛，煎熬血液，进而导致血滞于经。肾经循行于胸部的一支，从肺出来，散络于心，流注于胸中，接手厥阴心包经，虚火循经上扰心神，故心烦易急、失眠。通过上面分析，可以明确患者证属阴虚血滞。辨证已明，治疗用方就可不离大法。

本案最奇妙的是五脏五色之本色也在足少阴肾经经脉轨迹色泽上表现于外。肾象黑属水，其经脉轨迹色泽也是紫黑色的。五脏五色的藏象学说来自临床的观察，在此也昭然若揭。

前面我们说了几个病例的辨证施治，接下来请大家再看下面这个病例，这个病例我曾在《步入中医之门 1——道少斋中医讲稿》一书中讲过。通过这个病例的学习，相信大家一定会感受到学好经络学说及经络辨证的重要性了。

某男，30 岁。左腋下汗出（记住，只有这个部位汗出），每小时可用小酒杯（八钱）接一杯汗，症已 1 年，极为苦恼，偶有口干，时有舌质溃疡，舌痛。前医各法尽用，什么益气固表、滋阴清热、疏肝解郁、调理阴阳、调和营卫无不用尽，厚厚的一本病历！

这个患者是我做学生的时候，跟随皖南名医张澄庵先生实习时亲眼见到的。当时，张老先生看了看患者的舌象（舌质偏红，苔薄黄），切了脉，便起手开了一个方，什么方？导赤散！患者服方 5 剂，汗就止住了！

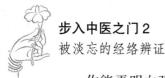

你能弄明白张老先生为什么开出这么个方来吗?

我们先一起复习一下藏象学说中心的功能有哪些?心主神明,主血脉,在志为喜,在液为汗,开窍于舌,心与小肠相表里……

好了,我们再回过头来看看主要兼症:口干,时有舌质溃疡,舌痛,舌质偏红,苔薄黄。主要的兼症都表现在舌上,大家一看就知道心经有热呀,心火循经上冲,心开窍于舌,这还不简单?那我问你,心经有热和腋下汗出有什么关系?怎么会用到导赤散呢?

我们再来看看手少阴心经的走向,《灵枢·经脉》里是这么说的,"心手少阴之脉,起于心中,出属心系……其支者,从心系,上夹咽,系目系。其直者,复从心系,却上肺,**下出腋下**,下循臑内后廉……"与手太阳小肠经交接。手少阴心经在腋下有一穴叫极泉,为什么叫"泉"?说明这地方易出水,古人取名自有其道理!

这个患者心火旺盛,循经上冲于舌,所以有舌质糜烂的症状,烧坏了舌头,这火势还不减,蒸心液外泄,心在液为汗呀,从哪儿泄?当然先从泉眼里外泄了,于是就腋下出汗了。想一想温泉是怎么来的?思考中医证候时别忘了取象比类!

凡治病有实邪,你得给邪以出路,或汗、或下、或吐,这热邪你得找条路让它泄出去,从哪儿泄?心与小肠相表里,用导赤散清热利尿,使心火从小便而泄,所谓引火下行。邪去了,正也就安了。一年的病,寥寥四味药解决了。

三、司空见惯的现象——知其然不知其所以然

大部分从事过临床的同道基本上都知道,急性肾小球肾炎常常是因上呼吸道感染如扁桃体炎、咽峡炎等引起,西医说是感染甲型溶血性链球菌导致免疫功能紊乱而发病。为什么上呼吸道感染会引起远离咽部的肾脏病变呢?这个问题可能难以明明白白地讲清楚。

在临床上，从中医角度看，急性肾小球肾炎多属于水肿的范畴。其初起有表现为风水者，但也有不表现为风水者。在表的症状解除了，很快就出现腰酸、下肢水肿等肾气亏虚的症状。那我问一句，为什么上焦的风热客喉疾患易引起肾的病变而出现水肿？这个问题可能很多学中医的人没认真地思考过。

其实，如果使用经络学说去解释，就易如反掌了，我们还是先复习一下足少阴肾经的分支走向（参见图 1-1）。

《灵枢·经脉》云：**"肾足少阴之脉……其直者，从肾上贯肝、膈，入肺中，循喉咙，夹舌本**。"熟知肾经走向了，我们就能很好地理解为什么咽部的疾患会引起肾的功能失调了，外感的邪气循足少阴肾经内传入肾。当然这些患者一般来说是肾气相对亏虚之人，要不为什么临床上咽部感染的患者不是个个发生急性肾小球肾炎呢？经云："正气存内，邪不可干。"

同理，临床上对于一些慢性咽喉炎之类的咽部疾患，大家就能明白为什么采用滋肾的方法可以取得良好的疗效了。

大家知道病毒性腮腺炎患者易并发睾丸炎，为什么？这也与经络的传变有关。腮腺炎多系胆火炽盛，足少阳胆经循布颈两侧，故见局部肿胀。肝胆经相表里，肝经绕阴器，所以胆经之病不解，传于肝经，就发生了阴部病变，睾丸炎就出来了。

经络学说是中医学理论的重要组成部分，与阴阳、五行、脏腑、气血等学说共同组成中医学的理论体系，它贯穿于中医学的生理、病理、诊断、治疗和预防等各个方面，能够极好地指导中医各科的临床实践，不仅仅是对针灸、推拿、气功的临床实践具有极其重要的意义。同时，经络学说又是阐明人体生命活动（包括生理现象、病理变化及诊治、预防疾病）的重要依据。《灵枢·经别》"十二经脉者，人之所以生，病之所以成，人之所以治，病之所以起"一语，道出了经络与整个人体的各个生理阶段，即生老病死全过程均有十分密切的联系。历代医家均十分重视经络，认为经络学说是中医学最基本、最重要的理论。学中医必学经络，习医必通经络，初学中医必须由此入门。可以说，不通经络学说，很难成为造诣很深的中医。马元台《黄帝内经素问灵枢注证发微》说："十二经脉……实学者习医之第一要义，不可不究心熟玩也。"经络理论于中医学的地位可见一斑。

　　然而，由于种种原因，现在非针灸科中医人士重视经络学习的已寥若晨星。即使是针灸科医师，相当部分都是局限于循经取穴以针刺或灸疗，能很好地运用经络学说分析疑难病症，定出治疗方案者，不啻于凤毛麟角，博大精深的经络学说即将云散烟灭，诚为一憾也！

第2讲　为什么要学好经络辨证

学好经络辨证的前提是什么？当然是经络和经络的所主病症。学好经络的前提是什么？当然是要弄清楚经络是什么。经络是什么？这个问题啊，在《中医基础理论》中学过，可能大家都能回答，经络是运行气血的通道。既然是通道，那就应该看得见、摸得着。呵呵，可惜，尽管国家花了很多科研经费，到目前为止还没弄明白经络的实质是什么，但这并不是说它是伪科学。打个比方说，我们用手机，信号是怎么传递的，你是看不见的，但并不是说看不见的东西就不存在。有人认为经络现象只存在于活体，活体不存在了，"经气"也就没有了，你用解剖的方法是无法找到经络的。这一讲我们谈谈为什么要学习经络和经络辨证。

为什么要学好经络辨证？首先啊，我们来看看中医经典《灵枢》里是怎么说的？《灵枢·经脉》说："经脉者，所以决生死，处百病，调虚实，不可不通。"说的是什么意思？说的就是十二经脉可以决定人的生死，可以调理人体的虚实和治疗百病，做医生的不可以不精通。再看看下边《灵枢·经脉》里的这句话，你就更明白学好经脉的重要性了。《灵枢·经脉》说："夫十二经脉者，人之所以生，病之所以成，人之所以治，病之所以起，学之所始，工之所止也。"说的是什么？说人的生成和生长，疾病的发生和发展，疾病能得到治疗，人体能维持健康，都是因为十二经脉。开始学医，要从十二经脉开始。精通十二经脉，是成为高明医生的必备条件。可以说把经络学习的重要性提到了无以复加的位置。

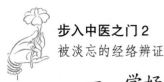
一、学好经络有利于理解一些中医理论难点

有些人说，中医理论是一门玄学，看不见，摸不着，很多是臆想出来的，是这样吗？其实，这是他们对中医理论未做过深层次的学习和研究而得出的肤浅断语。中医理论博大精深，其中有很多难点，如能学好经络理论，则有利于从更深层次去理解和把握中医的这些理论难点，可以使我们对一些中医理论不再感到玄奥。有人说学好经络是针灸科医生的事，与我们以开方为主的方药医生有什么相关？别急，我们来看看下面的几个问题。

学中医开始，我们就知道学好四大经典的重要性。当然了，一上临床，老师就会说，学不好《伤寒论》，不能做个好医生。在这里我们先说说《伤寒论》开篇谈到的太阳病提纲，"太阳之为病，脉浮，头项强痛而恶寒。"脉浮主感受风邪，风邪侵犯肌表，何以会出现头项强痛？这就离不了经络辨证了，为什么？足太阳膀胱经主一身之表，足太阳膀胱经是怎么走的啊？"从巅入络脑，**还出别下项**，循肩膊内，夹脊……属膀胱。"这一看我们就知道了，风寒侵袭太阳经，经气不舒，当然就会出现头项强痛了。进一步说，为什么太阳病出现"项背强几几"，有汗用桂枝汤加葛根，无汗以葛根汤（桂枝汤加麻黄、葛根）呢？就是因为葛根入足太阳经啊，具有舒筋的作用。

其他的像阳明腑证出现了神昏，通过承气辈下之，为什么可以醒神？这都是以经络为基础的，在阳明经辨证病案评析中我们会讲到。

其实，伤寒的六经辨证就是从经络学说中演化而来的，这些我们在学习《伤寒论》课程时老师一般都会说到，我将另写专篇加以论述。

上面我们说了掌握好经络对学好《伤寒论》很重要，那学好经络对学习温病学有关系吗？叶天士《外感温热篇》可是学习温病学必读的著作，我们来看看《外感温热篇》里的一句话，叶天士开篇就说："温邪上受，首先犯肺，逆传心包。"说温热之邪从口鼻而入，首先侵犯肺。这和伤寒不一样，寒邪伤人，首先侵犯肌表，病位在足太阳经。而温热之邪为什么会逆传心包呢？《灵枢·经脉》是这么说的，"**心手少阴之脉，起于心中，出属心系……其直者，复从心系，却上肺，下出腋下。**"古人认为心为五脏六腑之大主，是不能受邪的，心包为心之宫城，代君受邪，所以温热之邪犯肺，沿着手少阴心脉逆传至心，就可以出现神昏谵语等症。这与伤寒阳明腑证神昏不同，只能清心经温热之邪以开窍，不可通下以醒神。为什么？心肺在上焦，上焦之病一般是不可以用下法的。

既然温热之邪犯肺可以逆传心包，那么相对而言就应该有顺传，顺传怎么传？大家可能会说温病"始上焦，终下焦"，就是说从上焦传中焦，再传下焦。那么温热之邪是如何从上焦肺传到中焦的呢？也就是说上焦之邪是通过什么途径传中焦的呢？看看手太阴肺经的循行路线就知道了，《灵枢·经脉》云："肺手太阴之脉，起于中焦，下络大肠，还循胃口，上膈属肺。"所以热邪也可以沿着手太阴肺经顺传至阳明胃肠，出现白虎汤证和承气汤证。这个时候若出现神昏，就可以通下了。所以温病学家治温病的时候常常用《伤寒论》的方子。

又如，在《中医基础理论》里有这么一句话，"肾受五脏六腑之精而藏之"，这句话在学习的过程中，大家可能死记了下来。但如果我问：为什么五脏六腑之精能藏之于肾？可能答上来的人并不多。

人有四肢百骸、五脏六腑，功能上它们各有所司，但它们是如何发挥协同作用，通过什么途径发挥协同作用的呢？就是通过经络。如果没有经络的内联脏腑、外络肢节、运行气血，各脏腑就变成了孤立的个体，五行的生化制克也就变成了无根之木，什么脏腑辨证、五行生克在治法中的运用也都将变成空中楼阁！

我们来看看"肾受五脏六腑之精而藏之"是怎么来的？这还是要从经络入手。胸腹为诸阴所聚，任脉位于腹前正中线，其旁依次为足少阴肾经、足阳明胃经、足太阴脾经，身侧为足厥阴肝经。募穴是五脏六腑之气聚集输注于胸腹部的特定穴，它是脏腑之气所输注、结聚的部位。募穴有十二

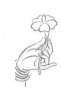
穴位，其中六个穴位于任脉。任脉起于胞中，为"阴脉之海"，其在中极、关元和足三阴经交会，在胸与手三阴经、阴维脉交会，主司精血津液。肾藏精，肝藏血，胃为水谷之海，津液生成来源于脾。所以说，通过募穴，任脉会聚了脏腑诸精，而其下通于胞中，与肾相连。只要通过经络这么一分析，我们就不难理解为什么"肾能受五脏六腑之精而藏之"了。

其他的如心肾相交，心在胸，肾在腹，两者通过什么相交？阴升阳降，又通过什么途径升降？通腑为何可以醒神？泻下何以能平喘？诸如此类的问题，可能非经络理论难以解释。

但"经络府俞，阴阳会通"，实在是"玄冥幽微，变化难极"，如果不下一番苦功，则难以把握其要领，所以古人说啊，"自非才高识妙，岂能探其理致哉！"

二、学好经络有利于对复杂的病候执简驭繁

作为辨证施治的关键，病位的确定是基础。所谓病位，就是疾病发生的部位。经络病机学病位分析要点在于分经，分析确定疾病是属哪一经或哪几经，当经络及其所联系的脏腑发生病变，在经络循行路线上可能会出现病理反应，机体也常可出现一系列特有的症状和体征，这就是经络病位分析的基本依据。因此，疾病病位的确定，不仅仅指表现在外的征象在何经，更重要的一点是通过经络辨证分析，进一步确定脏腑定位。正如《灵枢·官能》所载："五脏六腑，察其所痛，左右上下，知其寒温，何经所在，审皮肤之寒温滑涩，知其所苦。"

在临床上我们常常会碰到一些疾病，证候表现非常复杂，既有在上的症状，同时也有在下的表现；既可出现脏腑的气机失衡，同时也有四肢皮损的出现。如何做到将复杂的证候简单化，抓住其病机关键，常常十分不易，这每每要用到经络理论。下面我们一起来看一个案例。

陈某，男，45 岁。反复口腔溃疡，伴双眼虹膜睫状体炎年余，询知患

者病前嗜酒，经几家医院确诊为"白塞综合征"，曾用激素、维生素，结合中药治疗，疗效欠佳。刻诊：双目胀痛，口苦，胁胀，视物不清，口腔黏膜及舌面有多处溃疡，上有白腐，阴囊有散在小溃疡。舌质红，苔黄腻，脉滑数。（《朱良春杂病廉效特色发挥》）

白塞综合征（贝赫切特综合征）又称眼、口、生殖器综合征。在西医来说是一个免疫系统疾病，缺乏良好的治疗方法，多以激素为主治疗，但常反复发作或加重。患者主要症状表现为双眼虹膜睫状体炎、口腔黏膜及舌面有多处溃疡、阴囊有散在小溃疡。病位并非一处，很难联系起来。这个案例对于初学中医者来说，常常不知道怎么入手辨证，现在我们一起来分析。

首先，我们想一想如何把目、舌、外阴联系到一块儿。虽然病变的部位在多个地方，但如果我们很好地掌握了中医的经络学说，就能非常容易地想到这是足厥阴肝经的病变，为什么？因为案中所述发病病位主要发生于肝经循行和络属部位。《灵枢·经脉》云："**肝足厥阴之脉**……循股阴，入毛中，**环阴器（生殖器）**……布胁肋，循喉咙之后……**连目系**……其支者，从目系下颊里，**环唇内**。"由此可见，白塞综合征的临床表现几乎都能在肝经的循行路线上找到，因此可以定位病位在肝经。

脏腑定位已明，接下来我们就要结合八纲辨证、病因辨证等进一步分析。根据患者嗜酒，易致湿热内蕴，因此，按病因辨证可考虑湿热之邪循经为患。无表证、虚证表现，按八纲辨证当属里证、实证。双目胀痛，口苦，胁胀，结合舌质红、苔黄腻、脉滑数，均为湿热内蕴之征象，可以明确断为湿热内蕴，循肝之经络为患。辨证已明，用药大法也就可以明确，清利肝经实热，传统的用方是龙胆泻肝汤。这个病例取自中医大家朱良春教授的病案，朱老用方如下：

土茯苓 30g，忍冬藤 30g，乌梅 8g，生地黄 20g，甘草 20g，龙胆草 6g，柴胡 6g，炒栀子 10g，黄芩 10g，川木通 10g，车前子 10g，泽泻 10g。

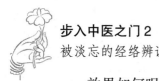

效果如何呢？服药 10 剂，诸症基本消失，双球结膜充血消失后，视力大为好转，再进 10 剂，追访 1 年未复发。可以说疗效非常理想。方用龙胆泻肝汤清泻肝经湿热；土茯苓、忍冬藤清热祛湿败毒；乌梅、生地黄、甘草酸甘化阴以柔肝，盖肝体阴而用阳也。方中土茯苓一味用法最宜汲取，《本草正义》云其"利湿去热，能入络，搜剔湿热之蕴毒"，与本症颇合。我在临床广泛使用大剂量土茯苓于免疫系统疾病、乙肝、痛风、慢性肾衰等证属湿热者，取效甚好。

三、学好经络有利于拓展一些疑难杂症的治疗思路

从上例不难看出，如果掌握好经络辨证，对于一些表现非常复杂的疾病可以做到执简驭繁，驾轻就熟。不仅如此，掌握好经络辨证，可以充分运用中医理论，使一些西医无任何阳性体征可辨、不能做出明确诊断的、缺乏有效治疗的疾病，不再无药可医。当然，这药是我们的中药。也就是说，掌握好经络辨证，对于一些疑难病症来说，我们可以拓展新的诊疗思路，取得很好的临床疗效。

强直性脊柱炎是一种慢性进行性疾病，主要侵犯骶髂关节、脊柱骨突、脊柱旁软组织及外周关节，并可伴发关节外表现，严重者可发生脊柱畸形和关节强直。本病发病隐袭，逐渐出现腰背部或骶髂部疼痛和（或）发僵，常半夜痛醒，翻身困难，晨起或久坐后起立时腰部发僵明显，但活动后减轻。疾病早期疼痛多在一侧，呈间断性，数月后疼痛多在双侧，呈持续性。随病情进展由腰椎向胸、颈部脊椎发展，则出现相应部位疼痛、活动受限或脊柱畸形，致残率很高。

临床是一个不断学习和不断提高的过程。离开家乡好多年以后，回到故里，不经意间碰到儿时的伙伴，小时候我们在一起玩耍，一起放牛，一起打架。当我们再次见面的时候，我这儿时的小伙伴，驼着背，弯着腰，全然换了一个人。这是我第一次见到强直性脊柱炎患者。交谈间他告诉我

说吃尽了西药，请遍了当地的好中医，可是腰痛就是不能解决，四五年间就变成这样了。我的硕士阶段读的是风湿病学专业，在从事临床好多年后，对于此病确实感到非常麻烦，西医多以免疫抑制剂、细胞毒性药物治疗，由于疗程长，药物不良反应很难控制，并且费用很高，但疗效并不理想。

于是，我开始探索中医的治疗方法。开始按痹证治疗，祛风、散寒、除湿、活血、化痰，效果皆不理想。后来拜读了焦树德老教授的书籍，按照焦老的经验，采用益肾补督的治法，疗效明显提高。我曾治疗一 20 岁患者，来诊前已经治疗 2 年，曾在省内西医院住院多次，也在中医院治疗过，到我处诊治时已经出现腰部僵硬，不能弯腰了。我予以中药治疗，停用了所有的西药，半年后病情几乎完全缓解，1 年后结婚，至今已有 3 年，并生 1 子，病情未再反复。我们来看看焦老是怎么创新治疗方法的。

强直性脊柱炎的证候表现主要是腰、尻（骶）、脊背及胯骨、臀部的疼痛、僵硬和活动不利，并牵及鼠蹊部（下腹部与双侧下肢连接的部位）、耻骨联合及坐骨结节等部位。这些部位为众多经脉循行所经之处，其中主要与足少阴肾经、督脉、足太阳膀胱经相关。

我们先来看看足太阳、足少阴、督脉的相关经筋分布，《灵枢·经筋》云："足少阴之筋……并太阴之筋，而上循阴股，结于阴器，循脊内夹膂（膂：夹脊两旁的肌肉），上至项，结于枕骨，与足太阳之筋合""足太阳之筋……上结于臀，上夹脊，上项。其支者，别入结于舌本。其直者，结于枕骨，上头下颜，结于鼻。"《灵枢·经脉》云："督脉之别，名曰长强，夹膂上顶，散头上，下当肩胛左右，别走太阳，入贯膂。"说的是什么？说的是足太阳、足少阴经筋、督脉是沿着或者夹着脊柱行走的。

我们再来看看这些经筋的主病，"足少阴之筋……病在此者，主痫瘛及痉，在外者不能俯，在内者不能仰。故阳病者腰反折，不能俯，阴病者不能仰。"足太阳之筋"其病……脊反折，项筋急，肩不举……不可左右摇"。《脉经》云："尺寸俱浮，直上直下，此为督脉，腰背强痛，不得俯仰。"从这些经文中，我们可以看出足太阳、足少阴、督脉病变多导致脊柱的活动受限、疼痛等。

同时，足少阴经沿脊而行，《素问·脉要精微论》指出："腰者肾之府，转摇不能，肾将惫矣。"说明肾气亏虚是腰椎转动不灵的一个重要因素。督脉总督一身阳气，为"阳脉之海"。《素问·骨空论》云："督脉为病，脊强反折。"肾气不足，督脉失养，寒湿深侵，脊骨受损，而致本病。诸多经脉与肾、督相通，正如《诸病源候论》所说："肾主腰脚，而三阴三阳、十二经、八脉，有贯肾络于腰脊者，劳损于肾，动伤经络，又为风冷所侵，血气搏击，故腰痛也。"

从以上肾、督、足太阳经筋、经别的循行路线来看，与强直性脊柱炎的病变位置极为一致，而且它们的主病与强直脊柱炎的临床表现极为相似。因此，从脏腑、经络、经筋、经别的理论入手，采用益肾补督为基本大法治疗强直性脊柱炎，取得满意的临床疗效也就在情理之中了。

焦老系卫生部首届西学中班学员中之佼佼者，他将中医理论指导临床治疗了很多单用西医难以诊治的疾病，取得了极佳的效果。当他得知女儿报考北京医学院时，硬让女儿改报北京中医学院。对于一个系统学习过西医并从事西医临床多年的医生，学中医后能择善从流以中医为主，结合西医诊治疾病，取得骄人之效，足以证实他是唯物主义的一代临床大家，可钦可佩！

四、学好经络能使处方用药更加有的放矢

"药物归经"与"循经取穴"都是经络学说在临床治疗中的经典应用。归经是中药药性理论的重要组成部分，它用来表示药物的作用部位。归即归属，经即脏腑经络，归经就是药物对机体不同部位的选择性作用。换言之，药物进入体内后，并非对所有脏腑或经络都发生同等强度的作用，大多数药物在适当剂量时只对某些脏腑经络发生明显作用，而对其他脏腑经络则作用很小或无明显影响。临床遣方用药时要根据病变的性质和部位，

除斟酌选择相应性味外，更主要的是根据药物的归经进行选药组方，以增强该方剂的定向性、定位性，提高整个方剂的选择性作用，药病相得，才能收取捷效。使用循经选方用药，好比使用巡航导弹攻击目标一样，疗效会大大提高。《医论三十篇》中说："故治病以理气为先，而用药以通络为主。盖人之经络不通，则传输不捷，药不能尽其功。"

经络辨证不仅对于把握病机十分重要，而且对于提高临床用药的针对性、获得理想疗效尤为相关，有时候按照病因辨证等掌握了基本病机，但由于忽视了病位的经络定位，每每使用药选方发生偏误，从而导致治疗的失败。

下面我和大家谈谈我的导师治疗颈椎病的经验。我的导师治疗颈椎病喜欢用这么一张方来进行加减：葛根、熟地黄、仙茅、淫羊藿、丹参、补骨脂、炙甘草等味。

大家一看这方子，一定会说这是以补肾益督为基本大法的，但你能真正理解这首方的组成要义吗？其实，我的导师的这首经验方便是根据经络辨证，结合颈椎病发病年龄段的中医生理特点制定的。我们一起来分析一下。

首先，我们知道颈椎病常常有颈项疼痛，不能转侧，重的还会出现头晕、上肢麻木。"膀胱足太阳之脉……其直者，从巅入络脑，还出别下项，循肩髆内，夹脊……""足少阴之筋……循膂内夹脊，上至项，结于枕骨，与足太阳之筋合。"从经络分布来看，我们就很容易明白颈椎病病位在足太阳膀胱经和足少阴肾经，因此，治疗用药就不能远离这二经。《内经》说男子五八肾气衰，颈椎病多发生于中老年人，肾气不足，肾主骨，因此益肾就为其基本治疗要点了。方中用熟地黄、仙茅、淫羊藿、补骨脂、骨碎补就是依此选药的。为什么加葛根？其实这用法是从《伤寒论》里来的，治疗邪客太阳经脉，项背强几几，有汗的用桂枝加葛根汤，无汗的用葛根汤，说明什么？说明葛根走太阳经，可以舒筋缓急。这个方子临床效果怎么样？我也喜欢用，有时候疗效确实非常好。

再说一个我治疗的病例。曾经治疗一个腹部患蜂窝织炎的患儿，左下腹有一约 10cm×20cm 大的硬肿块，局部红肿热痛，舌质红，苔黄腻。无疑当辨证为热毒炽盛，以仙方活命饮合五味消毒饮加减，同时予以西药，两种抗生素联合抗炎，治疗 1 周，病情无明显好转，始反思辨证用药的正确与否。后从经脉循行路线入手进行选方，足厥阴肝经"循少腹"，正为病所，以龙胆泻肝汤加减用方，在西药未改动的情况下，治疗 1 周，肿块即消退十之七八。

为什么中医治头痛要分经？为什么中医开方的时候要使用引经药？就是为了增强药物的针对性和定向性。徐灵胎说："不知经络而用药，其失也泛，必无捷效。"

学好经络学说，掌握好经络辨证，不仅有利于临床上正确地把握病机，也是提高临床技艺不可缺少的有效途径。当然喽，我们还必须对中药的性味归经烂熟于胸，方可做到用药贴切，方与证合，取效满意。

第3讲　经络辨证的基础知识

要学好经络辨证，首先必须对经络的组成、功能、病理有一个较为全面的了解，这部分知识我们在《中医基础理论》和《针灸学》中学过，但有必要重新复习一下。

一、援物比类说经络

当今中医药大学每年培养出来的中医可不少，但实话说培养出来的能真正理解中医的人不多，其中一个重要的原因就是，学好中医要有很好的传统文化底蕴。我们现在读书，从小接受的诸如数学、物理、化学，等等，基本都是来自西方的逻辑思维。而中医学的思维则是形象思维，这可能是很多人学不好中医的原因所在。

古代对中医人士的要求是"上知天文，下知地理，中知人事"，这要求很高啊。不仅如此，学中医啊，首先还要有整体观，这整体观是指看病的时候不能只把眼光放在病灶的局部，而是要把人当作一个整体看，不仅如此，还要把人和大自然放在一起考虑。古人说得好啊，自然界是一个大天地，人是一小天地啊。人体内有五脏六腑、四肢百骸，它们是如何组成一个小天地的呢？就是通过经络系统。

下面我们说说经络。古人经常通过这种摹拟，"仰则观象于天，俯则观法于地""远取诸物，近取诸身"，去推演各种具体事物。医学当然也莫能例外。在古时中国版图上的清、渭、海、湖、汝、渑、淮、漯、江、河、济、漳十二条河流，称之为十二经水。中医学用以比喻人体十二经脉气血的运行，犹水之在地。《灵枢·经水》云："经脉十二者，外合于十二经水，而内属于五脏六腑。"如下表 3-1。

表 3-1　十二经水与十二经脉对照一览表

经脉名	经水名	对应脏腑
足太阳经	清水	膀胱
足少阳经	渭水	胆
足阳明经	海水	胃
足太阴经	湖水	脾
足少阴经	汝水	肾
足厥阴经	渑水	肝
手太阳经	淮水	小肠
手少阳经	漯水	三焦
手阳明经	江水	大肠
手太阴经	河水	肺
手少阴经	济水	心
手心主（厥阴）经	漳水	心包

《管子·度地》说都市应沿着经水设计，都市中围绕四周造"落渠之写（泻）"，注入大川。其中的"经"和"落"与经络中的"经"和"络"含义十分相似。经水是纵贯流通到海之川；落渠是横着与经水连络的沟渠。据《说文解字》训释，"经"意为通道，"络"意为连接。而经络学说云大者为经，小者为络，即由此而来。

《灵枢·经水》说十二经水"外有源泉而内有所禀，此皆内外相贯，如环无端，人经亦然"，故人体经脉也在体内周流循环不息；十二经水联结九州八方，十二经脉则可内连脏腑，外络肢节；十二经水"受水而行之"，故经脉也相应，"受血而营之"；十二经水可以灌溉大地，滋润万物，那么十二经脉的作用就是流行气血，涵养脏腑、四肢百骸了；十二经水必须通畅，则水不为患，十二经脉气血流行顺畅，则百病不生。

十二经水，每一水都有自己灌溉的区域，这常常叫做流域。十二经脉，每一经气血流注滋养的脏腑组织都有明确的部位，其在肌表滋养的部位称之为皮部，有十二经脉，就有十二皮部。十二经脉之气结聚于筋肉关节的体系，称之为十二经筋。

了解地理知识的人都知道，在大江大河的周围常常有很多湖泊，当大雨降下，江河水猛涨的时候，则江河水流入这些湖泊以减轻河水泛滥；当江河水减少的时候，这些藏于湖泊的蓄水复流入江河，以保持江河的通畅。人体内也有相似的调节系统，那就是奇经八脉。《难经·二十七难》中说明"奇经"的条文有这样的话："圣人图设沟渠，通利水道，以备不虞。天雨降下，沟渠溢满，当此之时，霈霈妄行，圣人不能复图也。此络脉满溢，诸经不能复拘也。"由此可见，奇经早已被视为异常出水时调节水量多少的道路。另外，《奇经八脉考》也说："盖正经犹夫沟渠，奇经犹夫湖泽，正经之脉隆盛则溢于奇经。"可见奇经八脉与十二经脉的密切联系也源于与河川、湖泽的类比。

总之，经络是经脉和络脉的总称，是联络脏腑肢节、沟通上下内外、运行气血、协调阴阳、调节人体各部的通路。经，有路径的意思。经脉贯通上下，沟通内外，是经络系统的主干。络，有网络的含义。络脉是经脉别出的分支，较经脉细小，纵横交错，遍布全身。《灵枢·脉度》云："经脉为里，支而横者为络，络之别者为孙（孙络）。"将脉按大小逐级分为经脉、络脉和孙络。经络相贯，如环无端。它是中医学理论体系的重要组成部分，贯穿于中医学的生理、病理及其脏腑相互关系的系统理论，几千年来一直指导着中医的临床，不仅对针灸治疗，而且对于各科辨证、处方用药都有十分重要的意义。所以《灵枢·经脉》说："经脉者，所以决生死，处百病，调虚实，不可不通也。"《医学入门》指出："医而不知经络，犹人夜行无烛，业者不可不熟。"

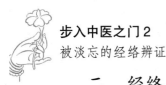

二、经络系统的组成

下面简单说说经络系统的组成及其各部分的基本功能与特点，这是学好经络辨证必须掌握的内容。这部分内容不加过多讨论，只将与经络辨证相关的部分加以简要介绍。

经络系统，主要包括十二经脉、十二经别、十五络脉及其外围所连系的十二经筋和十二皮部，以及奇经八脉。

（一）十二经脉

十二经脉是经络系统的主体，具有表里经脉相合，与相应脏腑络和属的特征，有别于奇经。

上肢内侧是手三阴经，其排列为太阴在前，厥阴在中，少阴在后；下肢内侧是足三阴经，其排列为内踝上八寸以下：厥阴在前，太阴在中，少阴在后；内踝上八寸以上：太阴在前，厥阴在中，少阴在后。六条阳经对称地分布于四肢外侧，其规律是：阳明在前，少阳在中，太阳在后。下肢范围较大，在躯干部，足三阳经的足阳明胃经行于身之前，足太阳膀胱经行于身之后，足少阳胆经行于身之侧，过胸胁部。（参见图 1-1）

十二经脉的循行走向规律：手三阴经从胸走手，手三阳经从手走头，足三阳经从头走足，足三阴经从足走腹（胸）。其交接规律是：相表里的阴阳经在四肢末端交接，同名阳经在头面部相接，阴经与阴经（手足三阴经）在胸部交接。

（二）十二经别

十二经别是十二正经具有离、入、出、合特点的别行部分，是正经别行深入体腔的支脉。十二经别从肘膝关节上下的正经分离出来，走在深部；全部经别均向心走入体腔内，与属、络的表里脏腑联系；然后在头项部浅出体表，阳经经别合入阳经，阴经经别合入与之相表里的阳经经脉，形成"六合"（即足太阳与足少阴，足少阳与足厥阴，手少阳与手厥阴，手阳明与手太阴，足阳明与足太阴，手太阳与手少阴）。

通过经别离、入、出、合的循行分布，加强了脏腑之间的联系，使十二经脉对人体各部分的联系更趋周密，扩大了经穴主治的范围。

（三）十二经筋

十二经筋是十二经脉之气结聚于筋肉关节的体系，是十二经脉的外周连属部分。十二经筋的分布与十二经脉的体表通路相一致。其特点是十二经筋全起始于四肢指趾的末端，全部向心走行，遇关节则结聚（即附着于骨骼上），不入内脏，在体腔则成膜成片，如膈肌。足三阳经筋起于趾端，结于面部（鼻旁）。足三阴经筋起于趾端，结于阴器（腹部）。手三阳经筋起于指端，结于角部（头部）。手三阴经筋起于指端，结于贲（膈肌）。

经筋的作用主要是连缀约束骨骼，完成关节运动和保护的功能。《素问·痿论》曰："筋主束骨而利机关也。"足厥阴肝经经筋除结于阴器外，还有总络诸经的功能。

（四）十二皮部

皮部是十二经脉功能活动反映于体表的部位，也是络脉之气散布所在。

十二皮部的循行特点与功能：十二皮部即是按十二经脉的外行线为依据，将皮肤划分为十二个区域。位于体表，对机体有保卫的作用，同时能反映脏腑、经络的病变。反之，通过针对皮部的治疗亦可以调整脏腑功能。

（五）十五络脉

十二经脉和任、督二脉各自别出一络，加上脾之大络（大包），总称十五络，或十五别络。

十五络脉的循行特点与功能：十二络脉由四肢肘膝关节以下、腕踝关节附近的本经络穴分出，均走向相表里的经脉，加强了表里两经的外部联系。另有分支随本经走行，加大了气血灌注的范围。任脉的别络名鸠尾（尾翳），散布于腹部。督脉的别络从尾骨下的长强穴分出，经背部向上散布于头部，左右别走足太阳经。脾之大络从大包分出，散布于胸胁部。分别沟通了腹部经气、背部经气和侧胸部经气。详见表3-2。

表3-2　十五络脉分布规律简表

络脉	穴名	分布部位
手太阴络	列缺	腕上寸半，别（分支）走手阳明
手厥阴络	内关	腕上二寸，别走手少阳
手少阴络	通里	腕上寸半，别走手太阳
手阳明络	偏历	腕上三寸，别走手太阴
手少阳络	外关	腕上二寸，合手厥阴
手太阳络	支正	腕上五寸，内注手少阴
足阳明络	丰隆	外踝上八寸，别走足太阴
足少阳络	光明	外踝上五寸，别走足厥阴
足太阳络	飞扬	外踝上七寸，别走足少阴
足太阴络	公孙	本节后一寸，别走足阳明
足厥阴络	蠡沟	内踝上五寸，别走足少阳
足少阴络	大钟	内踝后绕跟，别走足太阳
任脉络	鸠尾	下鸠尾，散于腹
督脉络	长强	夹脊上项，散头上
脾之大络	大包	出渊腋下三寸，布胸胁

（六）奇经八脉

奇经八脉即督、任、冲、带、阴维、阳维、阴跷、阳跷八条经脉。奇经八脉的主要作用有两方面：①有沟通部位相近、功能相似的经脉，达到统摄经脉气血、协调阴阳的作用。如督脉为"阳脉之海"，任脉为"阴脉之海"，冲脉为"十二经脉之海""血海"，皆具统率作用。②对十二经气血有蓄积和渗灌的作用。

奇经八脉与十二经脉有根本区别：①不直接络属于脏腑；②彼此之间有阴阳的分别，但无表里相合的关系。

奇经八脉的分布部位与十二经脉纵横交错，其中督脉行于后正中线，任脉行于前正中线，各有本经所属穴位，其余冲、带、阴阳跷、阴阳维六脉的穴位均见于以上各经。冲脉行于腹部第一侧线，交会足少阴经穴；带脉横行腰部，交会足少阳经穴；阳跷行于下肢外侧及肩、头部，交会足太阳等经穴；阴跷行于下肢内侧及眼，交会足少阴经穴；阳维行于下肢外侧、肩和头项，交会足太阳等经及督脉穴；阴维行于下肢内侧、腹第三侧线和颈部，交会足少阴等经及任脉穴。奇经八脉的分布部位及其交会于他经关系见表 3-3。

表 3-3　奇经八脉分布和交会经脉简表

八脉	分布部位	交会经脉
督脉	后正中线	足太阳、任
任脉	前正中线	足阳明、督
冲脉	腹第一侧线	足少阴
带脉	腰侧	足少阳
阳跷	下肢外侧、肩、头部	足太阳、足少阳、手太阳、手阳明、足阳明
阴跷	下肢内侧、眼	足少阴
阳维	下肢外侧、肩、头项	足太阳、足少阳、手太阳、手太阳、督
阴维	下肢内侧、腹第三侧线、颈	足少阴、足太阴、足厥阴、任

三、经络主病

学好经络辨证很重要的一个问题就是要掌握好每条经脉的主病，包括正经主病、络脉主病、经筋主病的内容。

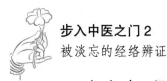
（一）十二经脉病候

下面我们以肺经为例，看看《灵枢·经脉》中是怎么说的。《灵枢·经脉》对肺经的主病是这样描述的："是动则病：肺胀满，膨膨而喘咳，缺盆中痛，甚则交两手而瞀，此为臂厥。是主肺所生病者，咳，上气，喘喝，烦心，胸满，臑臂内前廉痛厥，掌中热。气盛有余，则肩背痛，风寒汗出中风，小便数而欠。气虚，则肩背痛、寒，少气不足以息，溺色变。"

这里出现了两个名词："是动则病"与"是主肺所生病"，要正确地理解肺经主病，这两个名词的正确理解非常重要。关于十二经病的"是动"与"所生病"的含义，千百年来众说纷纭。历代医家或从阴阳气血论，或从本经他经论，或从内因外因论，或从经络脏腑论，等等。裘沛然认为，历代诸说虽各言之有理，但《内经》中"是动"的原意是从经气发生病理变化方面而言，"是主某所生病"是从经脉和腧穴所主治的病证方面来说，两者相互补充和相互印证。由病理变化而产生的症状，即"是动病"，也就是该经腧穴的主治范围；而十二经脉所主治的病症（即主某所生病）也正由于该经经气异常所导致。他分析"是动"的"动"字，示经气之动乱。"是主某所生病"的"主"字，含有主管、主治的意义。之所以分成两个部分叙述，"仅仅是古代医家从临床症状观察和治疗体验两个方面所获得的材料之汇合"。据此就不难理解它们在内容上既有重复，也有补充。

根据以上所述，这段话翻译成白话文就是：本经有了异常变动就表现出下列病症：肺部胀满，膨膨气喘，咳嗽，锁骨上窝"缺盆"内（包括喉咙部分）疼痛；严重的则交捧着两手，感到胸部烦闷，视觉模糊。还可发生前臂部的气血阻逆，如厥冷、麻木、疼痛等症。本经所属腧穴能主治有关"肺"方面的病症，如咳嗽，气上逆而不平，喘息气粗，心烦不安，胸部满闷，上臂、前臂的内侧前边（经脉所过处）疼痛或厥冷，或掌心发热。本经气盛有余的实证，多见肩背疼痛，感冒风寒自汗出，伤风，小便频数，口鼻嘘气；本经气虚不足的虚证，多见肩背疼痛怕冷，气短，呼吸急促，小便颜色异常。

十二经脉都有"是动则病"与"是主某所生病"，这是学好经络必须掌握的内容，也是重点掌握的内容。具体的内容我们在以后各条经脉的辨证中会加以详细讲述。

（二）十五络脉病候

同时对十五络脉的主病也应有了解，络脉的主病一般按虚实分类，我们可以归纳如表3-4。

表3-4　十五络脉主病一览表

络脉名	穴位	实证	虚证	气逆病证
手太阴络脉	列缺	手锐掌热	欠㰦，小便遗数	
手阳明络脉	偏历	龋齿痛，耳聋	齿冷，经气痹阻	
足阳明络脉	丰隆	狂癫	足不收，胫枯	喉痹瘁喑
足太阴络脉	公孙	腹中切痛	臌胀	厥气上逆则霍乱
手少阴络脉	通里	支膈	不能言	
手太阳络脉	支正	节弛肘废	生肬，小者如指痂疥	
足太阳络脉	飞扬	鼽窒，头背痛	鼽衄	
足少阴络脉	大钟	二便不通	腰痛	烦闷
手厥阴络脉	内关	心痛	烦心	
手少阳络脉	外关	肘挛	不收	
足少阳络脉	光明	厥	痿躄，坐不能起	
足厥阴络脉	蠡沟	挺长	暴痒	睾肿卒疝
督脉之别	长强	脊强	头重，高摇之	
任脉之别	尾翳	腹皮痛	瘙痒	

（三）十二经筋病候

十二经筋的主病多为经筋（和十二经脉循行路线基本一致）所过处发生支撑、抽掣、转筋。十二经筋主病见表3-5。

表3-5　十二经筋主病一览表

名称	病候
手太阴经筋	其成息贲（息贲即胁下积块）者，胁急，吐血
手阳明经筋	肩不举，颈不可左右视
足阳明经筋	胫转筋，脚跳坚，卒口僻；急者，目不合，热则筋纵，目不开；颊筋有寒，则急，引颊移口
足太阴经筋	阴器扭痛，上引脐两胁痛，引膺中脊内痛
手少阴经筋	内急，心承伏梁（伏梁即心下积块），肘网（肘网即肘拘挛痛）
手太阳经筋	肩胛至颈项痛，头晕（目瞑良久乃能视），颈筋急，颈部结节
足太阳经筋	跟肿痛，腘挛，脊反折，肩不举，缺盆中扭痛
足少阴经筋	痫，手足抽搐，痉，不能仰
手厥阴经筋	胸痛，息贲
手少阳经筋	舌卷
足少阳经筋	膺乳胁部筋急，左头角受伤，右足不用，称为维筋相交
足厥阴经筋	阴器不用（阳痿），伤于寒阴缩入，伤于热则纵挺不收
经筋共同病	所过者支转筋痛，经筋所过处发生支撑、抽掣、转筋

（四）奇经八脉主病

这部分内容我们将在相关章节中加以论述。

尽管这一讲看起来枯燥，却是学好经络辨证必须了解和掌握的内容。要做好中医，掌握好这些内容是不可缺少的。希望大家能在熟悉经络循行路线的基础上加以理解，进行记忆，这对于提高临床辨证水平非常重要。

第 3 讲
经络辨证的基础知识

参考文献

1　李鼎．高等医药院校试用教材·经络学．上海：上海科学技术出版社，1984

第4讲　经络诊法及其在临床上的运用

《灵枢·海论》曰："夫十二经脉者，内属于腑脏，外络于支节。"说明人体的经络是沟通脏腑和体表的通路。《素问·调经论》也说："五脏之道皆出于经隧，以行血气，血气不和，百病乃变化而生。"《灵枢·九针十二原》云："五脏有疾也，应出十二原。"强调了经脉与五脏的联系及经脉的重要性。《灵枢·经脉》中则更加详细地论述了十二经脉的循行部位、脏腑络属关系及经脉是动病、所生病。以上这些都说明了经络及经络上的腧穴与五脏有着密不可分的联系，因而脏腑病变往往可以通过循、扪、切、按在体表的络脉、皮部，以及经脉的腧穴，获得体表经络颜色、形态、感觉等方面的异常，以助诊断。正如《丹溪心法》中说："欲知其内者，当以观乎外，诊于外者，斯以知其内。"按照中医"有其内必形诸外"和"揣外以司内"的原则，可以为诊断和治疗提供客观依据。

一、经络诊法

经络辨证的具体诊察方法，在《内经》许多篇节中都有记载，如《灵枢·经水》记述："审、切、循、扪、按，视其寒温盛衰而调之"；《素问·三部九候论》记述："必审问其所始病，与今之所方病，而后各切循其脉，视其经络浮沉，以上下逆从循之。"《素问·离合真邪论》记述："必先扪而循之，切而散之，推而按之，弹而怒之，抓而下之，通而取之……"可见采用审、切、循、扪、按，或上或下，或逆其经脉，或顺其经脉，以切循之，以及扪而循之，推、弹、抓等基本手法，来诊察全身体表各部经络的异常。

下面简单地谈谈经络辨证常用的诊法。

（一）经络望诊

宋·窦材《扁鹊心书》云："昔人望而知病者，不过熟其经络故也。"望、闻、问、切为中医诊法的四大基本方法，经云："望而知之谓之神"，对于经络辨证来说，望诊首当其冲。通过望诊就知病之所在，这可不是一般医生能轻易做到的。我们在学习医古文的时候，都读过《史记·扁鹊仓公列传》里扁鹊望齐桓侯面部气色的故事，连后来的医圣张仲景都在书中感叹说："余每览越人入虢之诊，望齐侯之色，未尝不慨然叹其才秀也。"望诊诊病，看似不可思议，其实是根据经络诊病原理来的。我们知道，经络组成的网络系统遍布全身，感触外邪可以通过经络内传脏腑，脏腑的病变可以从经络循行部位的色泽上反映出来，反之，从经络循行部位的色泽变化也可以测知内在脏腑的病变。可见望诊诊病和经络密切相关。

1. **面部望诊**　面部望诊在望诊中有着十分重要的地位，《灵枢·邪气脏腑病形》中说："十二经脉，三百六十五络，其血气皆上于面而走空窍。"正是由于经络的作用，可从面部色泽推测脏腑气血的盛衰。《素问·皮部论》曰："视其部中有浮络者，皆阳明之络也。其色多青则痛，多黑则痹，黄赤则热，多白则寒，五色皆见，则寒热也。"

2. **肢体望诊**　临床中我们可见到一些患者的皮肤上沿着经络线路的循行出现斑疹、水疱、带状色素沉着带，甚至可出现一经串联他经的现象。我们可根据色泽出现的部位来判断出现病变的经络脏腑。如循经皮肤病，沿着经络路线呈带状分布。皮肤科的医生常常可以观察到，带状疱疹临床表现一般有沿着经络分布的特点。

各色主病和《中医诊断学》中的五色主病类同，即青主寒主痛，赤主热，黑者主瘀，白主寒。正如《灵枢·经脉》说："凡诊络脉，脉色青则寒且痛，赤则有热。胃中寒，手鱼之络多青矣；胃中有热，鱼际络赤；其暴黑者，留久痹也；其有赤有黑有青者，寒热气也；其青短者，少气也。"

指出络脉受病则出现体表颜色的改变，不同颜色反映出不同的病情。

下面我们来看看经络望诊在临床的运用实例，先来看一幅图片。这是一个 40 岁的男性患者，大家可以清楚地看见患者的大腿内侧有一条灰褐色的线条状带（图 4-1）。

2007 年 10 月 6 日初诊。患者就诊时说，10 天前，在膝内侧的上部出现一寸长的条状带，其后向两端发展，感到疼痛。经检查，条状带下面并无明显肿胀，也无硬结，只是表现为皮肤色素沉着，但沿线状带有明显的压痛。开始的时候，曾在我院皮肤科看过，当时皮肤科医生没给出明确诊断，给予抗生素、外敷消炎散，未能阻止病情的发展。后看内科，医生给予活血化瘀的方药，也未见效。

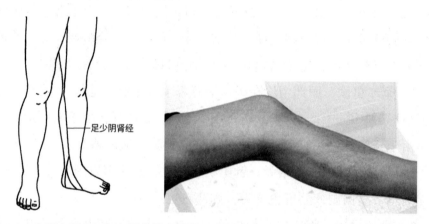

图 4-1　大腿内侧有一条灰褐色线条状带（左侧为足少阴肾经大腿内侧循行示意图）

这个患者和我很熟，在我轮值门诊的时候特地找到了我。在问诊后，我告诉这个患者，这是肾病的外在经络病理表现，不需针对这条线用药，只需整体辨证，服些中药就可消失。

我为什么判断是肾病的外在经络病理表现呢？因为以前他患过肾病综合征，我曾给他看过病。对照肾经的循行图，大家不难看出，大腿内侧灰褐色的线条状带正在肾经的循行路线上。十二经脉内联脏腑，外络肢节，为气血运行的通道，脏腑的病理反应常可表现于在外的传输途径。由此我断定患者的肾病综合征复发了。一查尿常规：尿蛋白（+++），24 小时尿蛋白定量再次增加到 7.5g/d，果不其然。

结合患者伴有两足发冷，虽是九月天气，两足必以棉被包裹，且两胫内侧下 1/3 以下轻度凹陷性水肿，腰酸，小便清长，舌质淡红，苔白，脉沉细等情况，考虑为肾阳亏虚，阳虚寒凝，经脉瘀阻。

我告诉患者，此条状带系肾病综合征反映在体表的经络现象，不需治疗，只需治肾就自然会消失。遂根据辨证，予以金匮肾气丸加减，开方如下：

制附片 10g，桂枝 10g，山茱萸 15g，怀山药 10g，熟地黄 20g，芡实 20g，菟丝子 10g，丹参 20g，桃仁 10g。

患者服药后，渐感两足逐渐变温，水肿也逐渐消退，腿部内侧的线条状带颜色逐渐变浅，8 剂后消失。

（二）经络闻诊

有关经络辨证的闻诊内容，文献中记载的不多。以常人之看法，经络是不会发出声音或溢出特殊味道的，但在古代文献中有关经络病症的闻诊是有记载的。《灵枢·经脉》就记载了经气异常变动导致经络异常病变的闻诊内容。经气异常变动，病在手太阴肺经可出现喘咳的症状；在足阳明胃经可出现喜欢伸腰、屡屡呵欠的症状；在手厥阴心包经则可有喜笑不休的症状；在足太阴脾经可出现嗳气、呕吐的症状；在足少阳胆经可出现嘴里发苦、好叹气的症状等。

（三）经络问诊

1. 问病痛部位　十二经正经、皮部、经筋都有明确的分布区域，脏腑病变通过经络的传输作用，可以反映在其经脉、经筋、皮部等相应走行和分布部位。经络问诊也称为问诊辨经，就是问患者的病痛在哪个部位，再看看这个部位有哪些经络走过，就能推断出是哪条经络出了问题，从而辨证出病变在何脏何腑。打个比方说，一个火车站有三条火车线路，这三条线路上的火车都归火车站调度，任何一条线路上发生了撞车事故，都要找这车站，对吧？这车站就如同我们的脏腑，而道路就是经脉。比如说，我们在临床上诊治头痛，就会问痛在哪个部位，前额痛，一般是阳明头痛，偏头痛是少阳头痛，后头痛是太阳头痛，巅顶痛是厥阴头痛，为什么这样说？就是根据经络的循行来定位的，因为这些经络的相对循行路线经过那儿。下面看一个辨证分经的实例。

这是一个三叉神经痛的病例。患者入院第二天，管床医师请我查房，带着同学走进病房的时候，患者正在发作，痛得嚎啕大哭，以右手压在额部，泪流满面。管床医师告诉我，这患者患三叉神经痛已经 10 余年了，在西医院诊治，长期予卡马西平等抗癫痫药物，由于不良反应大，不能正常服药，病情一直未能很好地控制，近期发作频繁，每日都要发作。3 天前在某医院再诊，予某种西药出现呕吐，因不能耐受来我院就诊，被收治入院。患者长期服用西药无效，把希望寄托于中医。患者说头痛是 10 余年前开始的，每次发作开始时都出现右侧下牙痛，然后右侧额部、颧部剧痛，痛如刀割火燎。我让患者指出最痛的几个点，患者指出目内眦、鼻外到鼻翼、下颌颊车等几个部位。接下来患者告诉我说近来发作很频繁，常因洗脸而诱发等。

诊过患者的脉象，我打断患者的话，接着问其是否有便秘的习惯，患者说大便一直难解，干结如羊屎，只要两天不解大便，则头痛必发。

我的问诊按照中医的十问歌顺序来说，发生了很大的跳跃，有同学没弄明白，就问，"老师，你怎么知道患者大便不好？"呵呵，我说不是我知道，而是患者告诉我的，我只是加以论证一下。为什么？请大家想一想再向下看。

我是怎么推测出来的呢？先一起复习一下阳明经的循行路线。《灵枢·经脉》载："大肠手阳明之脉……其支者，从缺盆上颈，贯颊，**入下齿中**，还出夹口，交人中，左之右，右之左，上夹鼻孔""胃足阳明之脉，起于**鼻之交頞中**，旁纳太阳之脉，**下循鼻外**……入上齿中，还出夹口，环唇，下交承浆，却循颐后下廉，出大迎，**循颊车**，上耳前，过客主人，循发际，**至额颅**。"患者每次发作先出现牙痛，而后面部疼痛，以目内眦、鼻外、颊车部位为甚。由此我们就可以推断，患者的病症主要集中在阳明大肠与胃经，六腑以通为用，胃主通降，大肠下传糟粕，以通为顺，结合患者脉大而搏指，断定阳明热甚，腑气不通。至此，大家就会明白我为何有此一问了。

2. 问发病时间 问诊辨经除了问病痛部位之所在，还需问发病时间的特点。在临床上，很多疾病发病具有时间性发作或（和）加重的特点，在一日当中，发病常常集中在某个时间范围内，这个时间范围常常是我们辨证需要非常重视的一方面，为什么？因为通过发病时间的规律性，我们可以做到辨证归经，再结合其他的辨证方法，找到疾病的症结所在。这些内容将在"经络辨证与时间性发病疾病"一讲中进行专题论述。

（四）经络切诊

经络学说与中医诊断的切诊关系十分密切，经络切诊具体实施主要靠对经络和腧穴的触诊。经穴触诊，又称"经穴按压""经穴切诊"，是根据内脏病变会通过经络的传导，在体表出现各种不同的病理反应区或反应点的原理，在一定的经络循行部位或有关腧穴上进行触、扪、按、压来诊断疾病。正如张景岳所说："人身脏腑在内，经络在外，故脏腑为里，经络为表……故可按之以察周身之病。"经络切诊是经络诊法的主要内容，包括寸口脉、人迎脉、趺阳脉、太溪脉的切诊，以及经络分部的切诊。

1. 动脉切诊 一般以寸口脉诊阴经病证的虚实，人迎脉诊阳经病证的虚实，趺阳脉诊阳明经的盛衰，太溪脉诊肾脉的盛衰。临床中人们常独取寸口脉诊断全身的病变。除诊寸口、人迎脉之外，《素问》在诊六经病时，还应用了诊神门、尺泽、太冲、太溪、冲阳等穴位处的动脉搏动之法。作为运行气血的十二经脉，每一条经都有搏动之脉，切按这些搏动之脉，常常可以诊察相关脏腑、经脉的虚实。

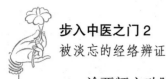

诊两额之动脉（如太阳穴），以察头角之气；

诊耳前之动脉（如耳门穴），以察耳目之气；

诊两颊之动脉（如巨髎穴），以察口齿之气；

诊手太阴经太渊、尺泽，以察肺气；

诊手少阴经神门，以察心气和身孕；

诊足少阴经太溪，以察肾气；

诊足厥阴经太冲、足五里，以察肝气；

诊足阳明经虚里（乳根穴），以察心、胃之气；

诊足阳明经人迎、趺阳（冲阳穴）和足太阴经箕门，以察脾胃之气，等等。

历代在经脉诊察方法方面不尽相同。《内经》倡导从头身到四肢的"遍诊法"，《难经》主张"独取寸口"，《伤寒论》习用人迎、寸口、趺阳"三部诊法"。三者的用法只是范围大小不同，基本方法则是一样的。因为脉象本与经络的虚实相应，寸口脉也与其他脉之搏动相合，《灵枢·动输》说："阴阳上下，其动也若一。"当病情危重或寸口脉不可触及时，即可诊人迎、趺阳之脉，以察胃气之盛衰存亡。

2. 分部切诊　经络的分部切诊，指在一定的经络循行部位或有关的腧穴上利用触、扪、按、压等方法进行诊查。《灵枢·经水》说："审、切、循、扪、按，视其寒温盛衰而调之。"有关循经切诊早在《内经》时就有大量记载。

（1）结节：《素问·刺腰痛》云："刺解脉，在郄中结络如黍米，刺之血射以黑，见赤血而已。"是说在郄中之脉上有黍米大小的结节，是机体瘀血的反应。

（2）肿块：《素问·刺腰痛》云："同阴之脉，令人腰痛，痛如小锤居其中，怫然肿。"同阴之脉，足少阴的别络，在该经脉上有肿块反应，说明肿块是经气不畅、血脉瘀阻所致。

（3）串珠：《素问·刺腰痛》云："刺厥阴之脉，在腨踵鱼腹之外，循之累累然，乃刺之。"切循此脉时指下有多数结节状物相连，类似串珠反应。

（4）条索：《素问·骨空论》云："缺盆骨上切之坚痛如筋者，灸之。"切循该部位时有条索物表现。

循经按压所得的异常反应包括循经的疼痛、酸痛、抽痛、麻木、发凉、发热，甚至灼热，或肿块、结节，或条索状。在通常情况下，结节、条索物按之柔软、不痛为虚，结节、条索物硬胀压痛为实，酸胀麻木多为虚。临床上常见的背部肌纤维炎、急性肌肉风湿病等，局部切诊时可在膀胱经上出现压痛、结节或条索等阳性反应物。

疼痛为临床常见证候之一，也是直观反映病位的依据之一。从经络的角度来说，疼痛部位是离不开经络的。《灵枢·经脉》较多地论述了某经病变就会在相应某经循行线上出现疼痛或压痛，如手太阳经"颈、颔、肩、臑、肘、臂外后廉痛"；足阳明经"膺、乳、气街、股、伏兔、骭外廉、足跗上皆痛"；足太阳经"项、背、腰、尻、腘、腨、脚皆痛"；手少阳经"目锐眦痛，颊痛，耳后、肩、臑、肘、臂外皆痛"；足少阳经"胸、胁肋、髀、膝外至胫、绝骨、外踝前及诸节皆痛"等，都体现了经脉循行部位出现了阳性体征。如能通过切按经络，明察病变部位皮部、经筋的柔软、坚硬，即可明辨病在何经，为循经断病提供依据。

3. 腧穴切诊　腧穴是人体脏腑经络气血输注出入的特殊部位，腧穴的某些特殊变化常常可以反映出其所属经络或脏腑的病变。《灵枢·九针十二原》说："五脏有疾也，应出十二原。"《灵枢·背俞》说："则欲得而验之，按其处，应在中而痛解，乃其俞也。"例如肺经的原穴太渊和其背俞穴肺俞出现压痛或其他不良反应，可断定肺经有病；肝经原穴太冲和其背俞穴肝俞出现不适或其他异常变化，即可知病邪在肝；按压肾经原穴太溪和背俞穴肾俞，指下有虚浮空软之感，表明肾经虚弱。原穴、背俞穴能反映脏腑病变，郄穴、八会穴、募穴、下合穴也莫不如此。

临床上常可见到患有胃病的人在足三里处多出现条索状物，背部的胃俞穴局部组织疏松，或呈凹陷，或感觉异常；阑尾炎患者多在足阳明胃经的上巨虚附近有压痛点；胆囊炎患者多在足少阳胆经的阳陵泉下有压痛。有人通过临床研究发现，募穴主深久之病，俞穴主初浅之病，郄穴主急症，并以触到结节、条索状物及指下感觉硬胀为阳性征象。在对瘿病经络诊察的临床研究中发现：在体表经络穴位病理反应中，郄穴反应多为实，原穴反应多为虚。当同时在几个郄穴触到结节、条索，则另有不同的主病。如在孔最、水泉同时触及结节或条索则为结核；在中都、水泉同时触及结节或条索为脑神经、耳目疾患；在中都、地机同时触及结节或条索主妇女病或血液病等。

《素问·五脏生成论》说："能合脉色，可以万全。"在临床上，经络望诊和经穴切诊常常是配合使用的。《素问·缪刺论》说："凡刺之数，先视其经脉，切而从之，审其虚实而调之。"《灵枢·经脉》说："十五络者，实则必见，虚则必下。"《灵枢·九针十二原》说："血脉者，在腧横居，视之独澄，切之独坚。"在邪气实的情况下，血脉在体表视之清晰可辨，切之坚硬可察。例如肝亢头痛，由于气逆上冲，常常在太阳、头维、率谷等穴处出现血络怒张、隆起，跳动加强的现象，这是实则必见的反应；但在正气虚弱的情况下，血脉往往隐匿陷下，不可得见。例如久泄、久痢、失水过多的患者，不但寸口脉沉伏细微，按之难及，甚至全身络脉都不易寻找，连静脉注射都难以发现血管，这是虚则必下的结果。遇到这种情况，就应视诊结合切诊，仔细寻找，认真体察。

以上说的经络望诊、问诊、切诊，在临床上常常需配合使用，这就是《灵枢·邪气脏腑病形》所说的，"见其色，知其病，命曰明；按其脉，知其病，命曰神；问其病，知其处，命曰工……故知一则为工，知二则为神，知三则神且明矣……能参合而行之者，可以为上工。"只要熟练和正确地运用了经络辨证，就会做到像《灵枢·外揣》所说："合而察之，切而验之，见而得之，若清水明镜之不失其形也。"通过经络辨证，我们就可以非常准确地把握病机了。

二、经络诊法在临床中的运用

经络辨证的依据包括一系列症状、体征。临床上借助望、闻、问、切四诊，获取疾病的有关病理表现，与之对照，就能辨证归经。这与气血津液辨证、脏腑辨证、三焦辨证等基本相同。除此之外，考虑到经络辨证主要是以经络理论为基础，所以，在运用四诊时还应有所侧重。

1. **辨证归经** 辨证归经是以临床证候表现为依据的归经形式，主要是根据《灵枢·经脉》所载十二经脉病候（即"是动病""是主某所生病"）予以归经。

我曾接手治疗一个慢性肾炎的病例，是个 40 岁的女性患者，一年来一直服用中药治疗，视其前方均为升补中气、固摄蛋白的方子，多是在补中益气汤或参苓白术散的基础上加用玉米须、怀山药等品，长期尿蛋白（+++）。来我这儿诊治的时候，患者说出这么几个症状来：每天早起感到咽干不适，颈部肿胀，平时腰酸腰痛，小便色清。视其舌淡红而干，苔少，脉沉细。当时有抄方的学生说，老师，这患者是不是请五官科会诊一下？我问为什么？他说，咽部不适，脖子肿啊。呵呵，其实是这学生对经络辨证不熟悉所产生的一种错误判断。这颈、咽部的病变本身就是足少阴经病变的一种表现。我们来看看足少阴的主病，《灵枢·经脉》说："是主肾所生病者，口热，**舌干**，**咽肿**，上气，**嗌干**及痛，烦心，心痛，黄疸，肠澼，脊股内后廉痛，痿厥，嗜卧，足下热而痛。"足少阴肾经"……贯脊属肾……循喉咙，夹舌本"。腰为肾之府。患者久病，肾阴亏损，不能滋养肾脉，是故有腰酸、咽干、颈肿、舌干等症，这些症状《灵枢·经脉》中早已言及。病位在肾，证属阴虚，法当以滋阴补肾为大法，六味地黄丸加芡实、菟丝子、莲子肉，20 剂诸症消失，尿蛋白变为阴性。

2. **辨位归经** 辨位归经是直接按病变部位为依据的一种归经形式。《灵枢·官能》说："察其所痛，左右上下，知其寒温，何经所在。"正如《洞天奥旨》所说："内有经络，外有部位，部位者，经络之外应也。"临床中我们首先观察病症发生部位，然后判断是何经的病症。由于十二经脉在人

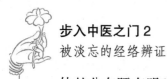

体的分布既有明确的部位所在，又有一定的规律可循，所以，根据病痛发生的不同部位来判断是何经的病症，这在经络辨证中是至关重要的环节。

明·张三锡《医学六要》说："脏腑阴阳，各有其经，四肢筋骨，各有所主，明其部以定经，循其流以寻源。"说的是什么意思？说的就是五脏六腑都有其经脉，而四肢躯干的筋骨都由这些经脉所管。临床上可根据发病的部位及所属经脉来推测疾病产生是由哪些脏腑的功能失调所致。以头痛为例，根据经脉在头部的分区，前额为阳明之位，前额痛即为阳明头痛，治在足阳明胃经与手阳明大肠经；头两侧为少阳分野，偏头痛即为少阳头痛，治在足少阳胆经；后枕部为太阳经所过，后头痛即为太阳头痛，治在足太阳膀胱经；巅顶为厥阴所属，头顶痛即为厥阴头痛，治在足厥阴肝经。牙痛，结合手阳明经入下齿龈、足阳明经入上齿龈，而分别归入手、足阳明经，上齿痛治在足阳明胃，下齿痛治在手阳明大肠。当然，有时候还需根据疼痛的程度和性质判断虚实，再结合脏腑经络辨证，用药效果更佳。

经络学说还用于指导外科痈疽疮疖的病位分经，《外科启玄》说："夫人之体者五也，皮肉脉筋骨共则成形。五体悉具，外有部位，中有经络，内应脏腑是也。……如有疮疡，可以即知经络所属脏腑也。"《医宗金鉴·外科心法》中说："痈疽皆因气血凝结，火毒太盛所致。……宜详看部位属何经络，即用引经之药以治之。"如痈疽疮疖生于头顶或背部正中，归于督脉；生于督脉两旁，归足太阳膀胱经；生于面部，归阳明经；生于乳房，归足阳明胃经（乳头疮归足厥阴肝经）；生于手心，归手厥阴心包经；生于足心，归足少阴肾经。

孔凡涵在"按经络循行辨治外科病"一文中曾记载一例丹毒治疗经过，颇能说明通过经络辨证进行脏腑定位选方用药的重要性。

吴某，男，54 岁。1991 年 8 月 7 日初诊。近来外出，生活规律紊乱，饮食失调，突发右足大趾丛毛处皮肤鲜红色赤如丹，似云片，边缘清楚，中间有数个小水疱，伴灼热疼痛，恶寒发热。当地医院曾给青霉素、庆大霉素、阿尼利定等抗菌消炎止痛，热退，肿痛未减，行走艰难，由家人搀扶来求治。精神疲惫，面色红赤，形体丰腴，口苦欲呕，饮食欠纳，5 天未大便，小便黄赤。舌红苔黄厚腻，舌两边尤甚，脉弦滑数。诊断：丹毒（右足背部）。《灵枢·经脉》说："肝足厥阴之脉，起于大指丛毛之际，上循足跗上廉……"按经络分布循行，乃为足厥阴肝经。证属肝经湿热之邪瘀滞足趾，毒火炽盛。治以清肝解毒利湿，凉血散血，消肿止痛。处方：玳瑁（先煎）8g，紫花地丁、金银花、土茯苓各 20g，龙胆草 10g，大黄（后下）12g，芒硝（冲服）10g，牡丹皮 12g。水煎，连服 3 剂。另外用牛黄解毒片 20 片研末与鲜蒲公英汁调糊外涂。

8 月 10 日二诊。药尽 3 剂，便下数个似枣大小粪团，红肿消退，疼痛减轻过半，胸胁渐舒，舌苔、脉象如往。上方减大黄、芒硝，续服 8 剂，病失。随访年余无复发。[孔凡涵. 按经络循行辨治外科病. 光明中医，1995（1）：4]

可见按照经络辨证，进行归经选药用方是提高临床疗效的重要手段。不仅下肢的感染性疾病需要辨经论治，对于痛风我也常常予龙胆泻肝汤加减取效，为什么？我们一起来分析，痛风属嘌呤代谢障碍，血尿酸增高，沉积关节滑膜，导致痛风性关节炎。大部分的患者发病有个共同特点，多首发在第一跖趾关节，发则局部红肿热痛。按照经络辨证，此处为足厥阴肝经和足太阴脾经起始之处，从肝经入手治疗正合病机。我每以龙胆泻肝汤加大剂土茯苓、山慈菇组方，土茯苓清热解毒祛湿，具有排尿酸作用；山慈菇含有天然秋水仙碱，消肿散结，又符合中医辨证选药的要求，所以取效甚捷。

通过经络辨证结合病因辨证，常常可以很容易地找到病机的关键，不仅对内科遣方用药有很重要的指导作用，而且经络辨证对于外科医生来说有时更为重要。经络辨证系空间定位的辨证体系，对于发生在局部的疾病很容易做到脏腑定位。下面看一则栾佩岳医师所治皮肤病的案例。

周某，男，21 岁。1988 年 3 月 6 日诊。面部湿疹旬日，曾用西药效乏，遂来求用中药治疗。刻诊：颜面油脂垢积，边缘清楚，渗液瘙痒，舌苔黄腻，舌质红，脉滑数。证属肠胃湿热壅遏所致，投以芩连平胃散加味。黄芩、厚朴各 12g，苍术、白鲜皮、滑石、连翘各 15g，赤茯苓 20g，僵蚕 16g，陈皮、苦参各 9g，黄连、甘草各 6g。3 剂后诸症大减，守原方再服 3 剂，苔退脉和，前症悉愈。[栾佩岳. 湿疹按经络部位遣药治案举要. 中医药研究, 1992（5）: 35]

这个病例，请读者们根据经络辨证进行分析，就知道病在阳明经，用方不再予以评述了。

总之，各种疾病在一定程度上，均可通过一定的形式，反映在体表经络循行路线上，一般不外乎本经、表里经、同名经和表里经的同名经。如心脏病首先表现在心经或小肠经，进而表现在肾经和膀胱经，偶尔也可以先表现在表里经或同名经，故心经、小肠经、肾经循行部位出现麻木时，首先应注意心脏疾患，其次要注意肾脏疾患，这样可以有目的地探求疾病所在。一般异常反应常常有疼痛、麻木、迟钝、皮肤松弛、结节、陷下、肿胀、丘疹及温度或皮肤色泽改变等。

经络腧穴的诊察可寻找出疾病的客观指征，根据客观指征判断经络的虚实及失衡状态，再结合四诊、八纲辨证，准确地判断病发何经何脏，属虚属实，准确定出治疗方案。经络诊察将传统的诊察方法与现代科学技术相结合，定性、定量、客观诊断疾病，具有灵敏性、实用性、科学性，故经络腧穴诊察方法的现代化研究是中医诊断学现代化研究的一个重要组成部分，它不仅是临床诊断手段之一，还被视为判断疾病向愈的客观指标之一。

经络辨证内容丰富，很有实用价值。了解其如何产生，准确理解其内涵，全面掌握经络辨证的依据，熟练运用经络辨证的方法，一定能促进中医的理论研究和临床诊治水平的提高。

参考文献

1 王虹. 经络理论在疾病诊断中的应用. 北京中医药大学学报, 2003, 10（2）: 49

2 赵京生，王启，张民庆. 经络学说与切诊. 南京中医药大学学报, 1999, 15（5）: 301

3 李静芳.《内经》体表经络诊法与临床运用. 中国医药学报, 1995, 10（3）: 17

第5讲 学好经络辨证的三部曲

前面我们阐述了经络及经络辨证的基础知识，以及学好经络对提高临床辨证水平的重要性。精通十二经脉，是成为高明中医必备的条件。那么如何学好经络辨证呢？

一、熟背经络循行路线

学好经络辨证的第一要点是熟背经络循行路线。这点大家可能都明白，但真要做到并不容易。在学校学习的时候，很多同学并不注重"背"在学中医过程中的重要作用。就我在临床和教学中的感受来说，目前真能潜心于背诵经典的人并不多，甚至有的学生连常用的中药功效、基本的中药方都非常生疏，更别说经络的循行路线了！

怎么背？不是看现在译注的白话文，而是要背《灵枢·经脉》中的原文。你把白话文的经络路线看得再熟，也很难记牢。只要有一段时间不再翻看经络书籍，就会变得很生疏。而一个医生一旦走上临床，繁重的诊疗工作，常常会使你很难挤出专门的时间进行系统复习，更多的学习机会是在对疑难病例的诊治过程中查找专业文献。但在四诊、处方用药的过程中，常常要用到经络辨证的知识，你不可能面对患者去查书，所以背诵是十分重要的。只有熟练地背诵了原文，你才能把经络辨证的理论娴熟地用于临床诊断和治疗当中去。

下面说一个病例。这是个脑出血患者，男性，43岁。CT显示左侧颞叶皮质下出血，根据公式计算，出血量在10mL左右。这位患者很幸运，出血的部位很浅，也没出现偏瘫。入院的时候就是偏头痛，经过脱水等西医的常规治疗，结合辨证，中药予以天麻钩藤饮，病情很快稳定。入院 2 周时，管床医师请我再看患者，看什么？患者的左足大趾频发不自主抽动，第一趾间关节背部的丛毛处局部麻木五六天了。已经做过 X 线检查，什么也没发现，问我是不是需要请骨伤科会诊看看，以明确诊断。

呵呵，不知大家是怎么看待这个病症的？当时我就说，这个不用会诊，这是肝风内动的一个症状。有同学就问："为什么就出现在局部呢？一般来说动风是四肢都抽啊。"我就让同学背足厥阴肝经的经络循行路线给我听，在场的一个针灸专业的同学开口背诵，"肝足厥阴之脉，起于大指（趾）丛毛之际，上循足跗上廉，去内踝一寸，上踝八寸，交出太阴之后……"我说是啊，"肝足厥阴之脉，起于大指丛毛之际"，这病症正在足厥阴肝经的起点上啊，前面我们通过辨证已经明确患者属肝阳上亢，用了天麻钩藤饮，肝阳也可以化风啊，动风了就出现抽动的症状了。这是中风本身的病，局部既无外伤病史，更无红肿热痛，还需要会什么诊啊？根本不需要请会诊。天麻钩藤饮加全蝎、蜈蚣，增强息风止痉作用就行。果如其然，3 剂而症除。

由此可见，背诵经络的循行路线是非常重要的！要学好经络辨证，最起码我们要熟练地背诵以下《灵枢·经脉》原文。

肺手太阴之脉，起于中焦，下络大肠，还循胃口，上膈属肺，从肺系横出腋下，下循臑内，行少阴、心主之前，下肘中，循臂内上骨下廉，入寸口，上鱼，循鱼际，出大指之端；其支者，从腕后直出次指内廉，出其端。

大肠手阳明之脉，起于大指次指之端，循指上廉，出合谷两骨之间，上入两筋之中，循臂上廉，入肘外廉，上臑外前廉，上肩，出髃骨之前廉，上出于柱骨之会上，下入缺盆，络肺，下膈，属大肠。其支者，从缺盆上颈，贯颊，入下齿中，还出夹口，交人中，左之右，右之左，上夹鼻孔。

胃足阳明之脉，起于鼻之交颏中，旁纳太阳之脉，下循鼻外，入上齿中，还出夹口，环唇，下交承浆，却循颐后下廉，出大迎，循颊车，上耳前，过客主人，循发际，至额颅；其支者，从大迎前下人迎，循喉咙，入缺盆，下膈，属胃，络脾；其直者从缺盆下乳内廉，下夹脐，入气街中；其支者，起于胃口，下循腹里，下至气街中而合，以下髀关，抵伏兔，下膝膑中，下循胫外廉，下足跗，入中指内间；其支者，下膝三寸而别，下入中指外间；其支者，别跗上，入大指间，出其端。

脾足太阴之脉，起于大指之端，循指内侧白肉际，过核骨后，上内踝前廉，上踹内，循胫骨后，交出厥阴之前，上膝股内前廉，入腹，属脾，络胃，上膈，夹咽，连舌本，散舌下；其支者，复从胃别，上膈，注心中。

心手少阴之脉，起于心中，出属心系，下膈，络小肠；其支者，从心系，上夹咽，系目系；其直者，复从心系，却上肺，下出腋下，下循臑内后廉，行太阴、心主之后，下肘内，循臂内后廉，抵掌后锐骨之端，入掌内后廉，循小指之内，出其端。

小肠手太阳之脉，起于小指之端，循手外侧，上腕，出踝中，直上循臂骨下廉，出肘内侧两骨之间，上循臑外后廉，出肩解，绕肩胛，交肩上，入缺盆，络心，循咽，下膈，抵胃，属小肠；其支者，从缺盆循颈，上颊，至目锐眦，却入耳中；其支者，别颊上䪼，抵鼻，至目内眦，斜络于颧。

膀胱足太阳之脉，起于目内眦，上额，交巅；其支者，从巅至耳上角；其直者，从巅入络脑，还出别下项，循肩膊内，夹脊，抵腰中，入循膂，络肾，属膀胱；其支者，从腰中下夹脊，贯臀，入腘中；其支者，从膊内左右别下贯胛，夹脊内，过髀枢，循髀外后廉，下合腘中，以下贯踹内，出外踝之后，循京骨，至小指外侧。

肾足少阴之脉，起于小指之下，邪走足心，出于然骨之下，循内踝之后，别入跟中，以上踹内，出腘内廉，上股内后廉，贯脊属肾，络膀胱；其直者，从肾上贯肝膈，入肺中，循喉咙，夹舌本；其支者，从肺出，络心，注胸中。

心主手厥阴心包络之脉，起于胸中，出属心包络，下膈，历络三焦；其支者，循胸出胁，下腋三寸，上抵腋下，循臑内，行太阴、少阴之间，入肘中，下臂，行两筋之间，入掌中，循中指，出其端；其支者，别掌中，循小指次指出其端。

三焦手少阳之脉，起于小指次指之端，上出两指之间，循手表腕，出臂外两骨之间，上贯肘，循臑外，上肩，而交出足少阳之后，入缺盆，布膻中，散络心包，下膈，遍属三焦；其支者，从膻中，上出缺盆，上项，系耳后，直上出耳上角，以屈下颊至䪼；其支者，从耳后入耳中，出走耳前，过客主人前，交颊，至目锐眦。

胆足少阳之脉，起于目锐眦，上抵头角，下耳后，循颈，行手少阳之前，至肩上，却交出手少阳之后，入缺盆；其支者，从耳后入耳中，出走耳前，至目锐眦后；其支者，别锐眦，下大迎，合于手少阳，抵于䪼，下加颊车，下颈，合缺盆，以下胸中，贯膈，络肝，属胆，循胁里，出气街，绕毛际，横入髀厌中；其直者，从缺盆下腋，循胸，过季胁下合髀厌中，以下循髀阳，出膝外廉，下外辅骨之前，直下抵绝骨之端，下出外踝之前，循足跗上，入小指次指之间；其支者，别跗上，入大指之间，循大指歧骨内，出其端，还贯爪甲，出三毛。

肝足厥阴之脉，起于大指丛毛之际，上循足跗上廉，去内踝一寸，上踝八寸，交出太阴之后，上腘内廉，循股阴，入毛中，环阴器，抵小腹，夹胃，属肝，络胆，上贯膈，布胁肋，循喉咙之后，上入颃颡，连目系，上出额，与督脉会于巅；其支者，从目系下颊里，环唇内；其支者，复从肝别贯膈，上注肺。

由于古今的解剖名词含义不一样，因此在背诵的基础上还要结合相关注解进行理解，真正掌握经络的循行路线。

熟练掌握经络辨证，是准确把握局部疾患所属脏腑空间定位的基础。下面我们来看两个病案，这两个病案疾病不一，但都是使用的龙胆泻肝汤加减。

病案 1　阳强案

向某，男，27 岁。性交后阴茎勃起不痿 2 天，疼痛 24 小时，小腹下坠，小便困难，阴茎和精索发胀疼痛，腰酸腿软，头昏目眩，全身乏力，有轻度恶心，舌红苔黄，脉弦数。用针灸治疗后不效。辨证属肝经实火循经下扰精窍，治宜清肝泻火，化瘀通窍。自拟方：生地黄 30g，知母 12g，枳壳 10g，黄柏 15g，大黄 9g，滑石 30g，赤芍 15g，甘草 6g，栀子 12g，龙胆草 10g。水煎服。再用芒硝 100g 放入温水坐浴。半小时后阴茎下垂。服上方 3 剂，阴茎变软，恢复正常，后用知柏地黄丸善后。随访 2 年，未见复发。[赵晓琴. 中医药治疗男科疑难病验案举隅. 上海中医药杂志，2007，41（4）：16]

病案 2　血精案

程某，男，53 岁，农民。1993 年 11 月 4 日初诊。房事射精呈血红色 2 年，加重 1 年，常因劳累后症状明显，伴见心烦易怒，口苦时作，小便时有淋沥不尽，舌红苔黄，脉弦。证属肝经湿热、下扰精室、血络受损之血精证。治宜疏肝泻热，化瘀止血，用龙胆泻肝汤加味治之。龙胆草 5g，栀子 10g，黄芩 10g，柴胡 10g，车前子 10g，生地黄 10g，泽泻 10g，当归 10g，茜草 10g，紫草 10g，三七粉 3g（冲服）。每日 1 剂，连服 7 剂。

11 月 12 日复诊。述血精已未见，心烦易怒等症明显好转，继守前方，再进 6 剂。

11 月 19 日三诊。诸症尽消，嘱改服六味地黄丸半个月，以资巩固。[《中国名老中医药专家学术经验集（第五卷）（王琦医案）》]

为什么一为阳强，一为血精，疾病不同，都以龙胆泻肝汤加减呢？首先，我们来逐个分析两个病案的空间定位和病机。阳强是指阴茎异常勃起，经数小时、数日甚至数十日不衰。为男科少见病之一，多发于青壮年。足厥阴肝经之脉"环阴器"，足厥阴之别"结于茎（阴茎）"，足厥阴之筋"结于阴器"，因此治疗立法多不远离肝经。案 1 结合八纲、病因辨证，可以肯定证属肝经实火，下扰精窍，而阴茎勃起不消，下腹胀痛，小便淋沥不痛，故用清肝泻火、利湿通窍等法治疗，先祛实邪。肝经实热之邪每多下劫肾阴，故见腰酸腿软，头昏目眩，全身乏力。故湿火一去，继以知柏地黄丸补肝肾之阴，固其本而收工。

血精是指射精时有血液排出，或时有血性精液外溢的一种较难治的男科病症。由于精室位于下焦，肝之络脉环绕阴器，精液归精室所藏，由阴茎窍道排出。其辨证当首先考虑足厥阴肝经。若肝经湿热，循经下注，热血蕴结于下焦，扰动精室，损伤血络，迫血妄行，则血随精出，发为血精之病。对血精肝经湿热者，除要善于把握湿热主因外，对病机过程中出现的溢出脉外之瘀血也须注重调治。案2结合兼症伴见心烦易怒，口苦时作，小便时有淋沥不尽，舌红苔黄，脉弦，运用病因辨证，确定其为湿热下注。治疗时在选用龙胆泻肝汤清肝胆之火、泻下焦湿热的同时，常加四乌贼骨（海螵蛸）一藘茹丸并三七粉化瘀止血，助当归祛瘀生新。诸药合用，湿热得清，瘀血得消，郁火得散，病当自愈。

由以上两案，我们可以看出，尽管阳痿、血精属不同的疾病，但其发病部位均在前阴，均属肝经分布部位，其病机都是湿热下注，所以都能以龙胆泻肝汤取效。不仅如此，像暴盲、胆囊炎、急性肝炎等，只要属于湿热的，都能以龙胆泻肝汤加减取效。为什么？就是因为这些病位都在足厥阴肝经循行部位上。

由此我们可以推断出经络辨证其实是异病同治的一个重要理论基础，掌握好了经络辨证，可以说我们就能在很大程度上把握了异病同治的实质。

不仅要记住十二经脉、奇经八脉的循行路线，而且对经别、经筋、络脉的分布也要了如指掌，这样才算把经络辨证的基础打扎实了。有人说，这很难啊！那我就要说，要畏难啊，你就做不了好中医！古人说了，"十二经脉之道……初学者必始于此，工之良者亦止于此而已。"

二、熟练掌握各躯体部位的经络分布

学好经络辨证的第二要点是要熟练掌握各躯体部位的经络分布。熟练掌握躯体各部位的经络分布，对于临床正确地进行分经辨证非常重要。有人说这很难做到，其实并不难，只要我们熟练掌握了经络循行路线，进行一下归类，就能掌握个十之七八。对每个部位的经络分布进行归类是进一步掌握好经络辨证必须做到的，只有做到这一点，对于一些疾病的空间脏腑定位才能做到准确无误。

举个例子来说，如果问到外生殖器有哪几条经脉经过或分布，你就要想到有足厥阴肝经及其经筋、络脉，足少阳胆经及其经别，督脉等。

我们来看看这几条经脉的循行路线。

《素问·骨空论》："督脉者，起于少腹，以下骨中央，女子入系廷孔，其孔溺孔之端也，其络循阴器，合篡间……"

《灵枢·经筋》："足厥阴之筋……上循阴股，结于阴器，络诸筋。"

《灵枢·经脉》："肝足厥阴之脉，起于大指丛毛之际……循股阴，入毛中，环阴器，抵小腹……"

《灵枢·经脉》："足厥阴之别，名曰蠡沟，去内踝五寸，别走少阳；其别者，循胫上睾，结于茎。其病气逆则睾肿卒疝。实则挺长，虚则暴痒。取之所别也。"

《灵枢·经脉》："胆足少阳之脉……循胁里，出气街，绕毛际……"

《灵枢·经别》："足少阳之正，绕髀，入毛际，合于厥阴……"

这些归类看起来很难，其实并不难，只要平时多把玩经络循行路线，就能慢慢地在不知不觉中掌握。这对于临床正确把握局部疾病的脏腑空间定位归属来说极其重要。下面一起来看一个阳痿病案。

石男，年届而不立。因寒冬行房时突闻意外惊叫，未穿衣而开窗观看而中寒，此后即感阴茎短缩，阳痿不举，阴部发凉。多方求治，服多种男性壮阳成药和100余剂补肾壮阳中药半年未效。刻诊症见：少腹发凉，腰

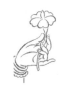
腿酸软，心情忧郁，舌淡，苔薄白，脉沉细弦。证属外寒伤及肝肾阳气，治以温肝散寒，补肾壮阳。蜘蜂丸：花蜘蛛 30 只（微焙），炙蜂房 60g，熟地黄 90g，紫河车 60g，淫羊藿 60g，淡苁蓉 60g，吴茱萸 30g，干姜 30g。共研散，分 40 包，每日 2 次，用蜂蜜调成糊状，早、晚各 1 次，嘱其夫妻分床。服完 1 剂即愈，追访 1 年无复发。（《朱良春杂病廉效特色发挥》）

《灵枢》说足厥阴之脉"环阴器"，足厥阴之别"结于茎"，足厥阴之筋"结于阴器"，又云"阴器不用，伤于内则不起，伤于寒则阴缩入"。本例属寒邪外袭，按经络循行来说，肝经从前阴经过，说寒伤肝阳可以，怎么会伤到肾阳呢？"肾足少阴之脉……出腘内廉，上股内后廉，贯脊，属肾，络膀胱。"肾经并未直接从阴器过，为何与肾经有关呢？为什么用温肾阳药物治疗阳痿呢？这就是我们以上所说的，为什么不仅要记住十二经脉的循行路线，而且对其经别、经筋、络脉的分布也要了如指掌。《灵枢·经筋》云："足少阴之筋……并太阴之筋，而上**循阴股，结于阴器**，循脊内夹膂上至项，结于枕骨……"由此我们就不难看出为什么肾阳受损了。

既然是寒伤肝肾之阳而致阳痿，故方以花蜘蛛、吴茱萸、干姜温散肝经寒邪，熟地黄、紫河车补肾精，淫羊藿、淡苁蓉、炙蜂房等性柔之品壮肾阳。全方冶温肝、补肾、壮阳于一炉，故收佳效。

方中花蜘蛛用法最值得学习，《金匮要略》蜘蛛散治阴狐疝气，实取其破结通利，温肝散寒。蜘蛛性阴而厉，其功在壳，专散沉阴结气，温肝之功最著。《新修本草》云露蜂房"治主阴痿"（阴萎指阴器痿而不用，即阳痿），二者相伍，温阳散寒壮阳之功相得益彰，此系著名中医学家朱良春教授的临证心得。

由此可见，熟练掌握身体各部位的经络分布，也是准确把握局部疾病脏腑定位的关键。

三、掌握各经主病的证候

学好经络辨证的第三要点是要掌握各经主病的证候。

（一）应掌握各经"是动所病""是主所生病"

我曾为一 78 岁男性老人诊治疾病，患者是个冠心病心绞痛，后来发生了下壁心肌梗死，经治疗脱险，来我院要求中药治疗。当然，治病的第一关就是问诊，以了解疾病的一般情况。这位老人告诉我一个很有意思的临床表现。他说，他和一般人的心绞痛发作有明显的不同。别人心绞痛是心前区痛并向左腋下、上肢放射。而他发生心绞痛是先感到左掌根胀痛，然后胀痛沿着左臂的内后侧一直向上发展，再感到左胸胁闷痛，每次只要一感到左掌根胀痛发作就含服硝酸甘油，很快左上臂胀痛及胸部闷痛就缓解。发生心肌梗死的那次，含硝酸甘油一直不能缓解，他就知道可能出问题了。很显然，这是非常典型的以经络循行路线异常表现为特征的特殊患者。其实，这样的证候早在《内经》里就有记载，《灵枢·经脉》在论述手少阴心经病证时说："是主心所生病者……胁痛，臑臂内后廉痛厥……"

其实，在临床上首发症状表现在经络循行路线上的疾病很多，只是有时候我们并未注意到，为什么？主要是受到西医思维的影响，只注重局部，而忽视了局部和整体的联系；其次是由于我们对经络及其辨证方法不熟，由此导致这类常见的临床特殊病例被忽略。《灵枢·经脉》详细记录了十二经脉"是动病"和"是主所生病"，这些是学好经络辨证必须掌握的诊断内容。但不需要死记硬背，只要掌握好脏腑功能或经脉的循行路线，并加以理解记忆，就能很好地掌握，但其中一些特殊的证候则另当别论。

我在《步入中医之门 1——道少斋中医讲稿》中曾介绍过根据"心气通于肾"，常常在治疗心病时加用温补肾气的药物。为什么？除了"肾足少阴之脉……其支者，从肺出络心，注胸中"，在经脉上，心、肾两脏有密切联系，另一点就是心血管科医生都知道，很多心律失常、心衰的患者，常常感到心悸不安，诉说心中空澹，不踏实，就像做过坏事一样，而此与

《灵枢·经脉》所说的少阴肾经"是动则病……心如悬若饥状。气不足则善恐，心惕惕如人将捕之"极为相似，故我每每从肾治心。

对于肢体活动不利、关节屈伸障碍，我们在临床上常常从痹证论治，或活血，或祛风，或燥湿，或散寒，但当我们对十二经脉的"是主所生病"掌握后，我们的治疗思路可能会开拓很多。

孟景春教授所治一例"右臂不能屈伸，拇指不用症"患者，很好地说明了这个问题，相信大家在阅读后会受到启迪。

端某，男，40岁，牙医。患者原有空洞型肺结核，1周前突然咳血，量较多，经某医院急诊，注射仙鹤草素血止。2日后胸臂疼痛，右手臂酸麻，屈伸不利，手拇指不用。视其面色苍白无华，形瘦，精神委顿，不时仍有咳嗽，咳痰尚爽，纳可，二便亦调。苔厚腻（嗜烟），舌下色紫，舌边尖有青紫斑，脉弦细。脉证合参，系痰瘀交阻肺络，手太阴脉失宣。治宜清肺化痰，活血通络。南沙参、炙百部、甜杏仁各10g，炙紫菀、炙瓜仁各12g，法半夏、陈皮各6g，丹参15g，丝瓜络15g。另用川贝母、参三七各4.5g，共研细末，每次服1.5g，每日2次。5剂。

二诊。右手臂酸麻、屈伸不利明显好转，惟痰中带血丝，于原方中加仙鹤草12g，3剂。

三诊。诸症均见轻，右手臂已能屈伸，拇指伸展自如。舌质紫斑尚未全消，脉左弦。兼肝火内郁，留瘀尚未全化。原方加甘菊花10g以清肝火，5剂而痊。（《孟景春临床经验集》）

此症的形成，系咳血时止血救急，血止而瘀留，阻于肺经所致。手太阴肺经"起于中焦……上膈属肺，从肺系横出腋下，下循臑内……循臂内上骨下廉……出大指之端"。由于痰瘀交阻于肺与肺之经络，以致经气通行不畅，故在咳嗽的同时出现了右手臂酸麻、屈伸不利，手拇指不用。正应肺经"是主肺所生病者……臑臂内前廉痛厥"的记载。故以南沙参、百部、川贝母、紫菀等肃肺化痰，以利肺气；丹参、三七、丝瓜络化瘀通络，以利经气通畅而取效。

（二）对十二经的经筋、络脉病候要有清晰的了解

除了熟悉十二经脉的"是动病"和"是主所生病"外，同时也要对十二经的经筋、络脉病候要有清晰的了解。只有这样，才能在临床上娴熟地运用经络辨证。下面我们接着看一例手掌心发热病例的治疗，这一病例的处方、加减用药很好地说明了掌握经筋、络脉主病的重要性。

李某，男，16岁，学生。手足心发热2月余，以手心发热为甚。经多种检查，均无异常，兼见神疲乏力，咽干口渴，渴喜冷饮。舌质红，苔薄黄，脉细数。证属心肾阴虚，虚火内郁。治宜滋心肾之阴，佐以清火。药用：生地黄、玄参各12g，柏子仁、酸枣仁、大麦冬各10g，知母6g，北沙参12g，益元散（包）15g，川黄连2g。5剂。

二诊。药后足心发热已减，手心发热依旧，咽干口渴未见好转，舌苔、脉象如前。前方中加清肺泻火之品，生地黄、玄参各12g，柏子仁、大麦冬各10g，知母6g，北沙参12g，益元散（包）15g，地骨皮、黄芩各10g。7剂。

三诊。药后掌热已减，咽干口渴好转，舌质转淡。再进原方10剂痊愈。（《孟景春临床经验集》）

手掌心为劳宫穴，属手厥阴心包经，其侧为少府穴，《灵枢·经脉》说手少阴心经"是主心所生病者……掌中热痛"。为何从心经治而无效呢？足底有涌泉穴，属少阴肾经，加之舌红、脉细，诊为心肾阴虚，虚火内郁，似辨证精确，为何无效？而再加黄芩、地骨皮清泻肺热就起效了呢？这就是医者精通经络辨证作出的准确判断。《灵枢·经脉》所说手太阴别络列缺之病候中有"实则手锐掌热"，结合该病症除手足心发热外，更有咽干口渴、喜冷饮，考虑非仅有心肾虚热，当夹有肺经郁火，故复诊在方中加入黄芩、地骨皮，以清肺中伏火。药症相符了，取效自在理中。

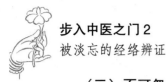

（三）不可忽视经别循行在辨证中的运用

《伤寒论》中有这样一段话，"胸痹心中痞，留气结在胸，胸满，胁下逆抢心，枳实薤白桂枝汤主之，人参汤亦主之。"人参汤即理中汤。但有很多人认为胸痹系上焦胸阳不振，心阳虚衰，以致下焦阴霾上犯充塞心胸（阳微阴弦），理中汤无通心阳的药物，恐难以胜任。认为应是《伤寒论》太阳篇 163 条之桂枝人参汤（桂枝四两，炙甘草四两，白术三两，人参三两，干姜三两）之误。该方用桂枝温通心阳，以人参、甘草益气，白术、干姜健脾温中，于理可通。确定其错似出在人参汤前遗漏"桂枝"二字，这是一种缺乏临床实践的看法。我们来看看下面这个病例，看看着手于中焦是否能够治疗心病。

这个患者是我诊治的，是一个患扩张性心肌病的 45 岁男性患者，入院的时候心衰很重。患者到我院前，已在西医院经过 2 个月的系统治疗，西药一直使用地高辛、贝那普利、美托洛尔、肠溶阿司匹林，静滴硝普钠，间断使用呋塞米，治疗 2 个月无明显缓解，无奈只好寄希望于中西医结合。我查完房后开了个平胃散，加白参、黄芪等味，很多人不理解。

先看看这患者的症状：患者形体肥胖，虽有房颤但无心悸的感觉，虽不能平卧但无明显气促，最主要的不适是胃脘饱满，呃逆，嗳气频频，心胸闷而不畅，嗳气、矢气则舒，舌苔白厚而腻，脉结代。

很明显，从中医角度说，这个患者的主要症状集中在中焦脾胃，根据脏腑辨证，当为湿阻中焦，脾胃气机不畅，不仅不畅，而且还出现胃气上逆。病机在中焦，为何会出现心胸闷而不畅呢？健脾燥湿能够解除上焦心胸闷而不畅的症状吗？这就要求我们对脏腑经络很熟悉才能解释清楚。《灵枢·经别》说："足阳明之正，上至髀，入于腹里，属胃，散之脾，上通于心，上循咽……合于阳明也。"说明足阳明胃经的经脉是和心相联系的，中焦湿浊可以通过经脉上逆，上犯心胸，导致胸阳蔽塞。其治疗的关键在于燥中焦之湿，健脾胃运化，理中焦气机。西药按原方案不动，中药开方如下：

苍术 10g，陈皮 10g，厚朴 10g，炙甘草 10g，砂仁（后下）6g，枇杷叶 10g，生晒参 5g，生黄芪 30g，仙茅 6g，淫羊藿 10g，紫苏子 10g。

方以平胃散燥湿和中；砂仁、紫苏子理气宽中，降气和胃；人参、黄芪、茯苓健脾祛湿；仙茅、淫羊藿温阳化湿；枇杷叶宣畅肺气，肺气宣则一身气机顺达，此三仁汤用杏仁之法尔。

从患者服药的第二天开始，胃脘胀满、呃逆、嗳气症除，3 日而心胸开朗，不再有压抑之感，连用 2 个月的静脉药停止使用。继以中药辨证调理，病情很快稳定好转出院。

从这个病案我们可以发现，经络辨证不仅要掌握好正经的循行，同时还要熟悉经别的循行部位和联系，只有这样才能从更广的角度、更深的层次去分析病机、认识病位，制定合理的治疗大法。

如果能做到以上三点，掌握好经络辨证当不存在大的问题。

第6讲 六经辨证与经络辨证的关系

学中医的人都知道，不学好《伤寒论》可能很难做好中医。为什么？那是方书之祖啊。但很多人认为《伤寒论》的三阴三阳经不是《内经》的六经，只是病位、病性的定位。其实，这种看法是十分偏颇的。下面简单地谈谈这些方面的问题。

一、六经辨证的创立是以经络学说为基础的

有很多人认为，"六经"非"经"，当然这儿说的"经"是指经络。关于这一点不少医家著文争论已久。其实，《伤寒论》以六经作为辨证论治的纲领，是仲景旁参十二经病候，结合自己治疗多种外感疾病的临床经验，在《素问·热论》六经分证的基础上创立的。我们通过对伤寒六经辨证的纲领进行分析就可以看出端倪来。

手有三阴三阳经，足有三阴三阳经，仲景把手、足同名经合二而一，总括为三阳经和三阴经，用以说明脏腑经络气血之间复杂的生理功能和病理变化。脏腑经络是人体密不可分的统一体，六经病证是六经所属脏腑经络的病变反映于临床的各种证候，十二经病候也是各条经络及其所属脏腑病变的表现，二者皆基于脏腑经络学说。

我们知道，在六经辨证中，"脉浮，头项强痛而恶寒"是太阳病的提纲。而《素问·热论》记载，"伤寒一日，巨阳受之，故头项痛，腰脊强。""巨阳"是什么？就是太阳。太阳主表，寒袭肌表，正邪相争出现恶寒发热，但为什么《素问·热论》要强调太阳受邪"头项痛，腰脊强"呢？这

就要从经脉的循行路线上找答案。足太阳经"上额，交巅……入络脑，还出别下项，循肩膊内，夹脊，抵腰中"。《灵枢·经脉》载足太阳之脉病候："冲头痛，目似脱，项似拔，脊痛，腰似折"，这是仲景所述太阳病"头项强痛""项背强几几"的根据。

阳明病的提纲是"胃家实"，理当包括大肠内结燥屎在内。阳明在手经属大肠，在足经属胃。《灵枢·本输》记载："大肠、小肠皆属于胃"，指出了阳明所包括的经络脏腑范畴。如见身大热、汗大出、口大渴、脉洪大而数四大证是为经证；如见大便秘结、腹满而痛（拒按）、潮热、汗出、烦躁、谵语、舌红、苔黄燥、脉沉实有力等，后人将其归纳为"痞、满、燥、实"四大证，是为腑证。《素问·热论》说："二日，阳明受之，阳明主肉，其脉夹鼻，络于目，故身热、目痛而鼻干，不得卧也。"《灵枢·经脉》记载，足阳明胃经病候有"腹胀""狂疟温淫，汗出……气盛，则身以前皆热，其有余于胃，则消谷善饥，溺色黄。"阳明主里，阳明病主燥热之化，多表现为阳气偏亢、邪热极盛的证候。《灵枢·本输》说："大肠、小肠皆属于胃。"在生理上，胃与大肠相连，在病理上也息息相关。故阳明经感受热邪，极易产生胃肠腑气不通的病变。仲景依经脉病候为据，把阳明病提纲定为"胃家实"，并在此基础上增加了便秘、腹满痛、脉浮滑洪数或沉实有力，即组成阳明经证和腑证的证候群。手阳明大肠经病候有"目黄，口干"的症状，阳明湿热郁蒸也有"发黄，渴引水浆"的表现。

"口苦，咽干，目眩"乃少阳病提纲。此外，本证还可见心烦，恶心呕吐，不欲饮食，寒热往来，胸胁胀满而痛，苔黄，脉弦。《素问·热论》说："三日，少阳受之，少阳主胆，其脉循胁络于耳，故胸胁痛而耳聋。"《灵枢·经脉》说，足少阳之脉病候有"口苦……心胁痛……汗出振寒，疟"。"疟"的主要症状是什么？就是寒热往来啊，这是构成少阳病的依据。手足少阳经脉皆从耳后入耳中，出走耳前，布于胸胁。胆附于肝，肝胆相表里，少阳主半表半里，邪犯少阳，主要是胆火上炎，枢机不运，经气不利。仲景参合手足少阳经病候，进行综合分析，则以患者的自觉症状"口苦，咽干，目眩"为提纲。根据少阳经气不利进而影响脾胃的道理，增加了"心烦喜呕，胸胁苦满，默默不欲饮食，脉弦细，舌苔白"等症状，使少阳病变表现较之经脉病候更趋于完善。

《素问·热论》说："四日，太阴受之，太阴脉布胃中，络于嗌，故腹满而嗌干。"嗌干就是咽喉干燥。《灵枢·经脉》说，足太阴之脉病则"食则呕，胃脘痛，腹胀善噫……食不下，烦心，心下急痛，溏、瘕泄，水闭，黄疸，不能卧"，这是构成太阴病证"腹满而吐，食不下，自利益甚，时腹自痛"的依据。手太阴经脉起于中焦，下络大肠，还循胃口，系于咽喉。足太阴经脉上腹，属脾络胃，上膈夹咽。故太阴病以腹部（脾胃）、咽喉（食管）病证为主。

《素问·热论》说："五日，少阴受之，少阴脉贯肾络于肺，系舌本，故口燥舌干而渴。"手少阴经脉"从心系，上夹咽"，舌乃心之苗窍，足少阴经脉夹舌本，络于心。心为君火，肾属寒水，水火相济，则心肾协调；水不制火，使阴虚火旺，虚火随经上冲，则生下虚上实之证。足少阴肾经病候有"咽肿，嗌干及痛，烦心，肠澼，痿厥，嗜卧"，手少阴心经病候有"嗌干，心痛，渴而欲饮"。少阴病为伤寒六经病变中的危重阶段，多表现为全身性虚寒证。少阴病本证可分为寒化证和热化证，足少阴肾经所揭示的病候没有实证，而以虚寒证和虚热证为主，仲景受此启迪，将经脉病候进行补充分类，以"脉微细，但欲寐"作为少阴寒化证的提纲，此证型多伴有恶寒蜷卧、四肢厥逆、下利清谷、小便清白等症状。少阴热化证则以"心中烦，不得卧"为主症。其他少阴咽痛，少阴急下出现的"口燥咽干"，都与经脉揭示的病候相符合。

厥阴病证见消渴，气上冲心，心中疼热，饥不欲食，食则吐蛔，下之利不止。《素问·热论》说："六日，厥阴受之，厥阴脉循阴器而络于肝，故烦满而囊缩。"《灵枢·经脉》说，足厥阴之脉病则"胸满，呕逆，飧泄"，手厥阴之脉病候有"胸胁支满，心中澹澹大动……烦心，心疼"，参照《伤寒论》厥阴病提纲可看出，这是构成厥阴病的依据。

通过以上分析，对于六经非经的说法，可能大家都会有一个明确的答案了。六经证治，既突出了经络辨证论治的原则，又强调疾病的传变规律，既联系于经络脏腑，使经络学说的理论（尤其是经络证治）更加具体完善，而且对整个中医辨证论治起到了典范作用。朱肱亦指出："治伤寒先须识经络，不识经络，触途冥行，不知邪气之所在，往往病在太阳，反攻少阴，证是厥阴，乃和少阳，寒邪未除，真气受毙。"诚可信也。

二、掌握了经络辨证才能从更深层次理解《伤寒论》

中医的理论基础是什么？答案是脏腑经络，中医尤其强调整体观，脏腑如没了经络，各脏就分离开了，各脏腑功能也就没有了协调的途径。有了经络，则各脏腑、四肢百骸就密切联系在一块儿，各种生理活动也就协调了。从另一角度说，病理、生理的反应，诸如体内的疾病为何可以表现在体外，感受的外邪如何传到体内，就能得到很好的解释了。有人认为《伤寒论》的方剂只有外感病症才能使用，其实这是不对的。在杂病的治疗中，合理地运用《伤寒论》的方剂是非常有效的。为什么？张仲景是中医大家，他的理论自然不能脱离中医的脏腑经络理论。如果想学好《伤寒论》，不懂经络有些东西是很难理解的！刘渡舟老教授曾专门著文谈到过这个问题。我们结合一些条文来具体谈谈这个问题。

先看《伤寒论》开篇所说："太阳之为病，脉浮，头项强痛而恶寒。"如仅按太阳主表，寒邪只伤表阳，而不考虑太阳经循行路线，那就只需要把"脉浮，恶寒"作为提纲就可以了，为什么张仲景还强调"头项强痛"四个字呢？就是说仲景对太阳病的论述依旧未废弃经络。再看看足太阳膀胱经的循行路线，就更清楚了。足太阳膀胱经走什么地方呢？项部，也就是脖子。《灵枢·经脉》说："膀胱足太阳之脉……其直者，**从巅入络脑，还出别下项**。"该怎么办呢？我想大家都知道，有汗的用桂枝加葛根汤，无汗的用葛根汤。临床上为什么很多不是伤寒的疾病，诸如落枕、颈椎病、肩臂筋膜炎等病变使用桂枝加葛根汤都能起效？就是《伤寒论》的六经的"经"仍主要指经络。《伤寒论》的六经辨证没能脱离经络辨证，只是增加和丰富了很多新的内容。

邪气犯人，首先犯经，在经不解，内传脏腑。这早在《素问·皮部论》里就有论述，"凡十二经络脉者，皮之部也。是故百病之始生也，必先客于皮毛，邪中之则腠理开，开则入客于络脉，留而不去，传入于经，留而不去，传入于腑，廪（即聚藏）于肠胃。"又说："皮者，脉之部也。邪客于皮，则腠理开，开则邪入，客于络脉。络脉满，则注入经脉。经脉满，则入舍于腑脏也。"

外邪客于足太阳膀胱经不解，也就是我们说的经证不解，必然内传，怎么传？一是沿经内传入腑，就出现了膀胱证啊，也就是出现了太阳腑证，因为太阳之脉内系膀胱，如果太阳在经之邪不解，而邪气随经入里，则可出现膀胱腑证。《伤寒论》第 71 条说："太阳病，发汗后……若脉浮，小便不利，微热消渴者，五苓散主之。"此证脉浮，小便不利，微热消渴，系水邪结于膀胱，而使太阳气化不及，上不能润，下不能化，所以渴而小便不利。也就是我们说的蓄水证。太阳经证有伤荣伤卫之分，太阳腑证则有蓄血、蓄水之异。《伤寒论》第 124 条："太阳病，六七日表证仍在，脉微而沉，反不结胸，其人发狂者，以热在下焦，**少腹当硬满**，小便自利者，下血乃愈。所以然者，以太阳随经，瘀热在里故也。"说的就是蓄血证。

第二种传变就是按表里相合进行传变。我们知道肾与膀胱相表里，肾与膀胱相表里的理论基础依旧是经络的络属关系。足少阴经脉贯脊，属肾，络膀胱，两经互相联系，太阳与少阴也就成为阴阳表里关系，构成阴阳互通。太阳病变化很多，有句话叫做"实在太阳，虚在少阴"，肾阳不足感受外邪就易出现少阴证。在临床上，老年体虚的人，头疼发热，体温很高，浑身疼，这是病在太阳，按太阳经来治，肯定好。感冒头疼，脉不浮了，变沉了，总想睡觉，打不起精神来，一摸，手脚发凉，这是病由太阳转入少阴了，叫少阴伤寒，又称之为太少两感。怎么办？表里兼治。麻黄附子细辛汤、麻黄附子甘草汤，一方面用麻黄来发散太阳寒邪，一方面用附子温理少阴阳气，祛邪培本，从两方面来治，才能取得好的效果。

所以说经络学说是脏腑学说的一个必要的辅助理论。要是没有经络理论，这些传变是不好解释的。张仲景他必然很善用经络学说，正因为对经络学说研究得很透彻，《伤寒论》才能够处处体现了经络学说的思想。可见，掌握好经络辨证，必将有助于我们从更深层次去理解和掌握《伤寒论》的学术思想。

三、掌握了经络辨证才能广泛用经方治疗内科杂病

大家都知道，《伤寒杂病论》是"方书之祖"。该书以六经辨伤寒，以脏腑辨杂病，确立了中医学辨证施治的理论体系与治疗原则。

《金匮要略》部分着重于讨论杂病辨治，其方在临床上只要对证，效果就非常理想。《伤寒论》部分重点讨论六经辨证，适用于外感病。但真正学好《伤寒论》的人，很多都能圆机活法，把《伤寒论》的方子巧妙用于治疗内科杂病，并且能取得非常理想的疗效。正如《伤寒论翼》所说："仲景治法，悉本《内经》""仲景约法，能合百病。"

我的导师刘新祥教授入门时便是跟的伤寒名家陈义范。刘教授给我讲过，他在临床独立开出的第一张方子就是用小柴胡汤治感冒。也谈到用小柴胡汤治疗大病的例子。说的是一个 10 岁小孩发热，诊断不明，也就是我们说的发热待查吧。住在解放军的 163 医院，这小孩只要体温高于38.5℃就发生抽搐，并且由于抽搐发生了两次心脏骤停，后来的一次心跳骤停是开胸直接进行心脏按压抢救过来的。患者抢救过来了，但只要热不退，危险依旧不能解除，西药不能很好地解决这个问题。解放军叔叔啊真负责，西医不行，请中医吧，呵呵。这会诊邀请单就发到我们医院了。当时啊，我们医院就派出了全国首批老中医药专家学术经验继承工作指导老师曾

绍裘先生，刘教授作为他的继承人就跟着出诊了。一辨证就是个典型的少阳病，呵呵，予小柴胡汤，一剂热退，从此小孩步入坦途。此是闲话。

2007年夏天的一天，刘教授在坐门诊，我有事去找他，他正在看一个头痛的患者，说："你来了啊，来的正是时候，这患者你看看。"刘教授就这样启发式地教我，有了特殊的病例，让你看病，然后再给你指点。这可不是大家都能享受到的教育。

我一边翻看前面诊治的病历，一边听患者说。患者是个40岁的男性，说是 10 余日前受寒出现了后头痛，连及颈项，颈项僵硬，活动不利，请刘教授看了，效果还不错，颈项痛好转了，可是疼痛部位向上移了，巅顶也疼痛起来了。病历上写着刘教授的用方，就是《伤寒论》的桂枝加葛根汤。方药对证啊，为何颈项痛好转了又巅顶疼痛呢？巅顶疼痛属足厥阴肝经，既然是感寒发病，应当考虑寒在伤太阳的同时也伤肝阳了。于是我就问，喜欢吐涎沫吗？患者说，喜欢。呕吗？答：时有干呕。我就在原方的基础上合用了吴茱萸汤。刘教授笑笑，就这个方吧。后来刘教授告诉我患者三诊的时候症状都缓解了。

其实寒伤太阳经脉，不仅可以出现颈项痛，也可以出现巅顶痛，为什么？我们看看《灵枢·经脉》是怎么说的："膀胱足太阳之脉，起于目内眦，上额，**交巅**；其支者……**从巅入络脑**，还出别下项。"一看这经络的循行路线大家就知道了。那为何前面用桂枝加葛根汤未能缓解呢？当然肯定是另有原因了，巅顶还有另外两条经脉，那就是足厥阴肝经，"与督脉会于巅"。督脉之为病，一般以虚证、久病多见，此为新病，所以我就首先考虑寒伤肝脉了。《伤寒论》第 378 条说："干呕，吐涎沫，头痛者，吴茱萸汤主之。"所以我就问是否吐涎沫和干呕，很快就确定是太阳病与厥阴病共存了。方药对证，取效也就在意料之中了。

在临床上我常常用真武汤治疗重度心衰，而且很少加任何利水药物，也不使用现代研究证明的所谓有强心作用的四季青、葶苈子之类。为什么我喜欢这么用？我们先看看重度心衰的临床表现，常常是喘息气促，咳吐大量白色泡沫痰，心悸心慌，胸水，腹水，淤血性肝大，下肢水肿，四肢不温，小便量少，舌质淡胖，脉沉细。这些症状正合少阴病，肾阳虚衰，水饮内停的病机。当我用这个方的时候，常常有学生会问我，"老师，患者喘啊，你为什么不用平喘泻肺的药啊，水肿怎么不用利尿药呢？"其实这是对中医整体观缺乏深度理解所造成的。少阴肾脏阳气不足，气化失司，水饮内停，肾足少阴之脉，循于下肢，"贯脊，属肾，络膀胱"，所以就有了肢肿、小便不利；"其直者，从肾上贯肝膈，入肺中"，水饮循经停在肝就出现肝大，射肺就出现喘；"其支者，从肺出络心，注胸中"，饮邪循经凌心当然就出现心悸心慌了。《内经》说："必伏其所主，而先其所因。"真武汤正为少阴阳虚、水气内停而设方，饮为阴邪，得阳则化，阳回了，饮消了，不平喘喘也就自平了，不宁心而心悸也可自除，不利水而水也可自退，用之当然就有效了。若不考虑饮邪产生的原因，就只是利水、平喘、宁心，那可能就只是表面文章了。古人说，与其扬汤止沸，不如釜底抽薪，说的就是这个道理。

类似的病例在古今医籍中有大量的记载，只是从经络角度对医案进行深层次的生理、病理分析并加以讨论的不多。

四、学好《金匮要略》也离不开经络知识

不仅学好《伤寒论》要掌握好经络理论，《金匮要略》以脏腑辨证为主，其与经络学说更是密不可分。《金匮要略》是《伤寒杂病论》论述杂病的部分。一般认为，《伤寒论》以六经辨证为纲，《金匮要略》以脏腑辨证为纲。然而，经络受邪可内传脏腑，脏腑病变也可反应于经络循行部位，所以《金匮要略》论述杂病的病机和辨证亦是十分重视经络的，作为全书总论的首篇冠以"脏腑经络先后病"的命名就是明证。

我在临床上喜欢以肝着汤治疗胸部胀痛，有同学常常问我，"老师，您为什么不用血府逐瘀汤或复元活血汤？"其实这问题啊，问得很有水平。

胸部疼痛证候有虚实之分，其实者，以气滞血瘀最为常见，但就对古人名方的选择来说，很有讲究。气滞血瘀者以血府逐瘀汤最为合拍，这证候怎么抓才最为合适？那就是不仅要有胸部刺痛，还要有胸闷的感觉，并且有舌质紫暗，或舌下有瘀斑。复元活血汤以治疗外伤胸痛最为对证，很多干临床的都知道，胸部挫伤了，稍一深呼吸就胁痛得受不了，弄得大气都不敢出，也就是常说的岔气。这时候复元活血汤效果就很好了，加上瓜蒌皮15 克宽胸、生大黄 10 克、土鳖虫 15 克活血破瘀，青木香（不是广木香）10 克理气止痛，一般三五剂就解决问题了。

但是临床上有一种胸部板闷，患者喜欢用手捶胸部，捶后就感到减轻，这时候血府逐瘀汤和复元活血汤效果就不行了，就需要用到《金匮要略》的肝着汤了。《金匮要略》说："肝着，其人常欲蹈其胸上。"什么是"蹈"？用脚踏啊，古人可能也是捶胸，张仲景大概用了夸张的手笔。为什么患者捶胸部就好些，说明什么？捶能振动气机，说明患者有气滞，气滞了，当然不能行血，所以就气滞血瘀了。这么一讲大家就知道肝着汤该怎么用了。肝着汤有哪些药物组成？旋覆花、新绛、香葱。新绛是什么？有人考证是茜草汁染的丝绢，所以现在就用茜草代替新绛。这个方子倍受叶天士、吴鞠通推崇，他们多加当归、柏子仁、丝瓜络、鹿角霜等辛润通络。实践证明，只要认证准确，疗效非常好。

其实，张仲景制定这个方子就是以经络辨证为理论依据的。肝主调节气机，其经"布胁肋"，肝气郁滞，当然就胸部板闷了。肝着汤以旋覆花调理气机，新绛、香葱辛润通络，方虽简，但疗效非常理想。

《脏腑经络先后病脉证》篇说："经络受邪，入脏腑，为内所因也""极寒伤经，极热伤络。"说明外邪侵犯人体，既可伤经或伤络，亦可经络并伤。用经络学说阐明病变机制，从而为立法遣方提供依据。下面我们还是以肝经为例加以讨论。

《腹满寒疝宿食病脉证治》篇说："寒疝，腹中疼，及胁痛里急者，当归生姜羊肉汤主之。""寒疝"说的是什么？不是病名，说的是病机，指虚寒。足厥阴经夹胃两旁，布胁肋，中阳不足，血液亏虚，肝经失于温养，故腹满，胁痛里急。治当以当归生姜羊肉汤温中散寒，养血缓急。

《百合狐惑阴阳毒病脉证治》篇说："蚀于下部则咽干，苦参汤洗之。"足厥阴经绕阴器，抵少腹，上通咽喉。热毒侵蚀厥阴，循经自下上冲，则咽喉干燥。以苦参汤熏洗前阴患处，杀虫燥湿解毒以治本，则咽干自愈。张仲景的这种治疗思路给后人很大的启发，后人治疗免疫系统疾病、口－眼－生殖器综合征，就采用了经络辨证结合病因辨证的方法。

寒饮上犯厥阴，巅顶头痛，其实也是依据经络走向结合脏腑辨证进行立法组方的。《呕吐哕下利病脉证治》篇说："干呕，吐涎沫，头痛者，吴茱萸汤主之。"足厥阴经夹胃，上至巅顶，肝气夹胃中寒饮循经上犯，故呕吐涎沫，巅顶头痛。治以吴茱萸汤扶正散寒，化浊降逆。方中吴茱萸走肝经温经散寒，并走胃经降逆和胃。生姜不仅能入胃经散寒止呕，同时也入肝经助吴茱萸散肝经寒气，配以人参、甘草、大枣健中，全方用药不离肝、胃二经。

《消渴小便不利淋病脉证并治》篇说："厥阴之为病，消渴，气上冲心。"厥阴气逆，气上冲心亦系肝经病变，肝寄相火，功主疏泄，厥阴为病，相火内炽，疏泄失常，肝气循经冲逆，则气上冲心。治当以乌梅丸清上温下，敛肝生津。

不仅可以从组方用药充分看出仲景对经络辨证的重视，同时通过对《金匮要略》的原文学习，我们也可以发现仲景对很多病机的认识也是以经络为基础的。下面来看看他对痉病的病机认识，便可从中得出一些感悟。

《痉湿暍病脉证治》开篇就说："病者身热足寒，颈项强急，恶寒，时头热，面赤目赤，独头动摇，卒口噤，背反张者，痉病也。"指出了痉病的诊断要点。通过对该篇全文的学习，我们可以发现仲景治疗痉病从太阳经、阳明经二经入手，为什么这样呢？如果要做到更深层次的理解，就必须对经络循行有较熟悉的了解。

足太阳膀胱经自巅下项，行于脊柱两旁。若风寒侵袭太阳，经脉受阻，津血不布，筋脉失养，则恶寒发热，颈项强急，角弓反张。因此，仲景在原文中说："太阳病，发热无汗，反恶寒者，名曰刚痉；太阳病，发热汗出，而不恶寒，名曰柔痉。"从这段条文可以看出，仲景对太阳经的痉病是与太阳表证的伤寒、中风相对应的，因此他对痉病的治疗就是以麻黄汤、桂枝汤作基础了。对于"太阳病，其证备（发热、恶寒、汗出、恶风，指的是太阳中风证）"，兼见"身体强，几几然，脉反沉迟者"，与瓜蒌桂枝汤，其实就是桂枝汤加瓜蒌。而对于"太阳病，无汗"而具备伤寒证的，兼见"小便反少，气上冲胸，口噤不得语，欲作刚痉者"，以葛根汤治疗，这方子其实就是麻黄汤加葛根。

对于"痉为病，胸满口噤，卧不着席，脚挛急，必齘齿"，可予大承气汤治疗。为什么？"胃足阳明之脉，起于鼻之交颏中……下循鼻外，入上齿中，还出夹口环唇……其支者，从大迎前下人迎，循喉咙，入缺盆……其支者，起于胃口，下循腹里，下至气街中而合，以下髀关，抵伏兔，下膝膑中，下循胫外廉，下足跗……"足阳明经夹口循面，与足太阳经交会于目内眦，邪化热入足阳明，热盛灼津，不能濡养筋脉，形成角弓反张，四肢挛急，较一般痉病为剧烈，而且以口噤、齘齿阳明经症状尤为突出。这时候仲景就以大承气汤泻下阳明，急下存阴。

可见，学好经络辨证，可以从更深层次去理解仲景组方的精义，也能更好地拓展使用仲景的方剂，并能取得满意的临床疗效。

参考文献

1　朱澜. 六经与十二经病候的关系. 针灸学报，1992（1）：1

2　王启才. 论经络学说与六经证治. 北京中医杂志，1993（2）：11

3　李振明，张瑞云. 伤寒六经证治与经络学说初探. 中医药信息，1998（5）：3

第7讲　经络辨证与时间性发病疾病

先一起来看一个病例。这个病例是个 65 岁的女性患者，以冠心病心绞痛收入我科。入院后经口服欣康、肠溶阿司匹林、美托洛尔，静滴单硝酸异山梨酯、丹参注射液等，并与口服中药瓜蒌薤白桂枝汤加减方，治疗半个月，病情未见明显缓解。主治医生就请我会诊。患者的发病很有特点，每日上午 9～11 时感到胸闷气短，心悸心慌，心胸汗出，乏力，欲大便，过了 11 时就什么事都没有了，患者发作时候没有其他不适。主管医师在患者发作的时候多次做心电图，但未捕捉到心律失常，与入院的心电图相比也未发现明显的 ST 段及 T 波的变化。视其舌质淡红，苔薄白，脉沉细。

看完患者，我告诉主管医师，说停用静滴单硝酸异山梨酯，其他的口服西药、丹参注射液接着用吧。开出一个方子，交给他说，用这个方子吧，病情会很快缓解。方子如下：

白参 10g，生黄芪 30g，白术 10g，陈皮 6g，当归 15g，升麻 3g，柴胡 5g，茯苓 30g，生龙骨（先煎）30g，生牡蛎（先煎）30g，炙甘草 15g。

大家一看就知道这是补中益气汤加减的方子，在我们的教材中是很少提到用补中益气汤加减治疗胸痹的，能取得预期的疗效吗？这个问题我们暂不讨论，我想问问大家能看明白我的辨证思路吗？

一、十二经脉气血流注规律与时间性病症的关系

其实，类似的情况在临床很常见。常常有这么一些患者，其发病时间

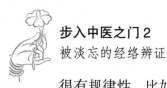

很有规律性，比如说发热在每日的上午 9~11 时，腹泻在早上的 3~5 时，胸痛在下午的 5~7 时，每天的发病都集中在这个时候，过了这个时间段，病症就缓解了，也有些疾病呈时间性加重。对于这些疾病，倘若我们不能掌握正确的诊断思路，可能只能像一些书中所说的一样，只能把它们称作奇症、怪症了。那么辨证也就难以把握要领，很多时候就无奈地做出"以药试病"的处理方法了，要不就只好从痰、瘀治疗了，为什么？古人说"怪病多痰""怪病多瘀"啊。

要弄清这些疾病的诊断方法，我们有必要重温相关的《内经》原文，复习一下十二经脉气血流通和注入的规律。那么人体气血在十二经脉中流通注入的时间规律又是怎样的呢？《灵枢》中"五十营""营气""脉度""营卫生会"连续四篇都是专门讨论这些问题的。

《营卫生会》：人受气于谷，谷入于胃，以传与肺，五脏六腑，皆以受气。其清者为营，浊者为卫，荣在脉中，卫在脉外……阴阳相贯，如环无端……卫气行于阴二十五度，行于阳二十五度，分为昼夜，故气至阳而起，至阴而止。

此段讲解了营气、卫气的产生、性质和运行特点。指出卫气"行于阴二十五度，行于阳二十度"，五十而复大会。那么营气是怎么运行的呢？

《营气》：营气之道，内谷为宝。谷入于胃，乃传之肺，流溢于中，布散于外，精专者，行于经隧，常营无已，终而复始，是谓天地之纪。故气从太阴出注手阳明，上行注足阳明……与太阴合……从脾注心中；循手少阴……合手太阳……合足太阳……注足少阴……循心主脉……合手少阳……注足少阳……合足厥阴，上行至肝，从肝上注肺……

根据以上的记载，后世的医家结合临床病例的观察，将其发展为十二时辰配属十二经脉的子午流注纳支法，即营气每天循行十二经脉一周，营气流行灌注各脏腑组织具有潮水一样的时间节律，当某时辰气血灌注到某经脉脏腑时，该经脉脏腑就处于功能最旺盛之时。其规律如下：寅时（3～5时）手太阴肺经，卯时（5～7时）手阳明大肠经，辰时（7～9时）足阳明胃经，巳时（9～11时）足太阴脾经，午时（11～13时）手少阴心经，未时（13～15时）手太阳小肠经，申时（15～17时）足太阳膀胱经，酉时（17～19时）足少阴肾经，戌时（19～21时）手厥阴心包经，亥时（21～23时）手少阳三焦经，子时（23～1时）足少阳胆经，丑时（1～3时）足厥阴肝经。古人有歌诀以便于记忆：

> 肺寅大卯胃辰宫，脾巳心午小未中，
>
> 申膀酉肾心包戌，亥焦子胆丑肝通。

至此我们就可以明白为什么会出现时间性病症，时间性病症也非什么奇症、怪症，原来这些病症都与营气的运行有关。一天有十二个时辰，营气分别运行于十二条经脉，如果某条经脉出现了问题，病症就会在这个时候发作或加重，这就是为什么十二个时辰的病症在临床上都能见到，并且发作的时间长短也是2小时（1个时辰）了。

回过头来，我们再看看前面的病案。按照十二经脉气血流注时间规律分析，患者发病在9～11时，当属足太阴脾，结合气短乏力，欲大便，脉沉细，就考虑脾气亏虚了，清气有下陷之势。《灵枢·经脉》云："脾足太阴之脉……属脾，络胃……其支者，复从胃别上膈，注心中。"脾之清气有下陷之势，不能循经上升以养心脉，故出现胸闷，心悸心慌。方用补中益气汤益气升阳，加生龙骨、生牡蛎宁心安神，以黄芪配茯苓益气敛心汗。药中病机，效佳也就在预料之中了。患者服方1剂，症状明显减轻，胸汗止，5剂而诸症消失。

由此我们可能就明白了，人体的气血通过经络流注到机体各部，以灌注营养脏腑、四肢百骸，这种流行灌注各脏腑组织具有潮水一样的时间节律。当某时辰气血灌注到某经脉脏腑时，该经脉脏腑就处于功能最旺盛之时。既然像涨潮一样，也就当有潮落的时候，这潮落即为最低时。在经脉灌注中，每一天每一经都会有气血流注最为不足的时候，这个时候该经脉脏腑功能就处于最衰减的状态，这就是十二时辰经脉脏腑的旺衰规律。而这个衰弱的时候通常在旺盛后的第六个时辰。此节律最早见于明朝高武的《针灸聚英》一书中。见表7-1。

子午流注纳子法，搞针灸的应用较多，对临床辨证取穴有重要指导意义。但对非针灸专业的内、外、妇、儿科医师来说，熟练掌握其基本理论，对正确分析判定病位，进行准确地辨证施治，也是不可缺少的重要知识。

表 7-1 十二经脉流注表

经脉时间	旺时	现代计时	衰时	现代计时
手太阴肺经	寅	3 ~ 5	申	15 ~ 17
手阳明大肠经	卯	5 ~ 7	酉	17 ~ 19
足阳明胃经	辰	7 ~ 9	戌	19 ~ 21
足太阴脾经	巳	9 ~ 11	亥	21 ~ 23
手少阴心经	午	11 ~ 13	子	23 ~ 1
手太阳小肠经	未	13 ~ 15	丑	1 ~ 3
足太阳膀胱经	申	15 ~ 17	寅	3 ~ 5
足少阴肾经	酉	17 ~ 19	卯	5 ~ 7
手厥阴心包经	戌	19 ~ 21	辰	7 ~ 9
手少阳三焦经	亥	21 ~ 23	巳	9 ~ 11
足少阳胆经	子	23 ~ 1	午	11 ~ 13
足厥阴肝经	丑	1 ~ 3	未	13 ~ 15

二、十二时辰经脉脏腑气血旺衰节律的临床运用

按照该节律所提示的各脏腑功能旺衰节律，临床可根据疾病发作或加重的时间，判断病变所在的脏腑和虚实性质，进一步明确辨证用药的要点。

下面我们引用案例加以分析说明。先来看第一个案例。

董某，56 岁。1985 年 10 月 15 日初诊。患者定时发热已半月，每日清晨 5 时前发热汗出，持续半小时后热退汗止，兼见头昏少寐。诊时见面色㿠白，舌苔薄黄，脉象弦浮。据证分析，定时发热在 5 时以前，正为寅时，按子午流注气血运行规律，寅属太阴肺经所主，故病当属肺热壅盛。治宜清泻肺热，方以泻白散加味。地骨皮 10g，桑白皮 10g，黄芩 10g，百合 12g，柴胡 8g，白芍 10g，甘草 5g，粳米一撮。水煎至米熟，临睡前顿服。进 1 剂，次日病愈大半，连进 3 剂，病竟霍然，不再复发。[杨醒. 定时发热治验. 四川中医，1986（7）：41]

此案从症状上看，很难诊断为肺热，也很难进行准确的脏腑定位。因肺热一般均兼有咳喘气促，咯痰，胸闷，而此案无，除发热、汗出外，也无其他脏腑病变的特征性症状。医家突破常规思维，根据十二经脉气血流注规律入手，其发病在寅时，寅为气血流注手太阴肺经之时，从而诊断为肺热，可谓独具慧眼。方以泻白散加黄芩、百合、柴胡、白芍等药。泻白散清泻肺热，加入黄芩增其功效，百合、白芍养阴，加入柴胡配黄芩，对于定时发作性疾病具有很好的调节作用。采用临睡前服药，取"迎而夺之"之意。半月病变仅 3 剂而愈。

由此可以看出，运用十二时辰经脉脏腑气血旺衰节律进行诊病的第一个要点就是，当病变表现为某一脏或腑为主，且病症出现的时间性与这一脏或腑所对应的时辰相符合，或者病症表现涉及经脉、症状在所对应的时辰出现或加重，提示是与该时辰相对应的脏或腑经脉病变有关。

临床上常常碰到一些奇症、怪症，按照常用的脏腑辨证、六经辨证、三焦辨证等方法，常难以判断疾病症结所在，也就是说很难判定疾病的病位在何经、何脏、何腑。这个时候，如果我们能明白十二时辰经脉脏腑气血旺衰节律，就可依据疾病发生或加重的时间性来确立病位，每每使一些疑难杂症能得到很好的解释。孟景春教授曾治疗一夜半大腹奇胀的患者，十几年来四处求医无效，孟教授根据其发病在丑时，定位在肝，十几年的奇症寥寥两剂药就痊愈了。下面我们一起来欣赏此案，相信对大家有所帮助。

张某，女，42 岁，工人。10 年前开始患大腹部位胀满症，其胀满甚奇，白昼一如常人，饮食、二便正常。但每至下半夜 2～3 时便突发腹胀，且胀势从少腹、小腹上逆冲至大腹部，在睡梦中常因此而醒，致不能入睡，至天明即渐舒。每晚如此，影响睡眠，甚为痛苦。10 年来四处求医，迭经治疗，均未获效。索观前医所进之方，大多为理气、顺气或补脾理气之类。查其面部，尚无明显病容，舌质偏红，两边较甚，脉象右濡，左部弦劲。询知平时易于激动。细思腹胀服理气之类以消胀，本属正常治法，何以总不见效？便从发病时间上着眼，思夜半 2～3 时正值丑时，为气血流注肝经时辰，腹胀当其时发作，与肝有关；且其气常从少腹、小腹上逆，此处为足厥阴肝经所过；左脉弦，平时易于激动，属肝气旺盛之象；舌质偏红，两边尤甚，乃肝阴不足、肝火内郁之征。肝气旺盛易于横逆犯脾，大腹属脾所司，故此证病虽在脾，而本实在肝。治宜养阴柔肝，以抑肝之逆而顺其气，补脾之虚以治其胀。方用：生杭白芍 15g，清甘草 5g，生麦芽 10g，赭石 30g，旋覆花 10g，沉香片 3g，南沙参 10g，紫苏梗 10g，茯苓 12g。

方中之所以重用杭白芍、甘草者，是因肝为刚脏，非柔养不克；肝苦急，急食甘以缓之；芍药、甘草合用，酸甘化阴，为柔肝要药。用生麦芽者，取其疏肝理气也。赭石、旋覆花平肝降逆，使上逆之肝气下行。沉香能理气消胀，又能降气，配以沙参有养阴作用。此外，在服药方法上取"迎而夺之"之意，嘱其白昼停服，下午 6 时服头煎，9～10 时服二煎。患者服药后泰然入睡，服 5 剂后复诊，述服至 2 剂，夜半已不再胀，患者十分欣喜。药既中病，再以原方加白术 10g，嘱其再服 5 剂，以巩固疗效。[孟景春. 用子午流注学说治愈大腹奇胀症一例. 广西中医药，1981（3）：5]

这个案例原案的分析过程很详细，我不再加以赘述了。但在这儿，孟教授提到了"迎而夺之"的服药方法，有必要加以说明一下。

"迎而夺之"治疗方法又称迎病截治法，为先其发作的治法。即是在疾病发作或者加重之前的某段时间，或正在发作或加重的时候给予治疗，以截止疾病发作或加重，或减少疾病发作或加重的持续时间为目的。迎而夺之的治疗方法最初是针灸的治疗方法之一。由《灵枢·小针解》提出，"明知逆顺，正行无问者，言知所取之处也。迎而夺之者，泻也；追而济之者，补也。"这段经文是说，知道了正气的盛衰，疾病的逆顺，而能够断然采取措施，正确地选择针刺穴位。迎而夺之，是迎着经气循行的方向下针，这是泻法。追而济之，是随着经气循行的方向下针，这是补法。但随着子午流注学说的发展，纳支法不仅应用了迎而夺之治法的原来含义，并且赋予了针刺时间概念，即当某经气血流注旺盛时给予针刺为迎而夺之，其实是泻法的一种。

以后人们又把《内经》治疟的择时思想融于迎而夺之治法。《内经》谈到治疟的时候说，"疟之未发也，阴未并阳，阳未并阴，因而调之，真气得安，邪气乃亡。"意在趁邪气未盛之时用药以攻邪，有利于制止邪气对人体的损害与影响。以后这种治疗思想被临床医家广泛接受，用于一些定时发作或加重的疾病，在其发作前服药，以达到阻止疾病发作或加重的目的。迎而夺之强调的是提前用药，因此，在临床不仅要了解疾病的发作时间，还应掌握药物入体内后发挥作用的时间过程，以便确立迎而夺之的具体给药时间。其实临床上这样的给药方法很多，比如治疗失眠多在睡前给药，治疗疟疾多在发作前 2 小时给药等。遗憾的是现在这种给药方法已经被医者所淡忘。大家看病，无论什么病，开出一个方来，都是每剂两煎，早、晚各一服，呵呵。

接下来我们再看一个夜半腹胀案，也是采用的迎而夺之给药法。

张某，女，53 岁，农民。1977 年 3 月 10 日初诊。每至夜半腹胀，辗转反侧，约 2 小时后腹胀自消而安寐。曾服眠尔通（甲丙氨酯）无效。病已半月，脉象弦滑，舌淡苔白腻。"胃不和则卧不安"，腹胀不得眠，每在

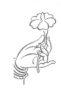
半夜子时发病，按时辰观点进行推测，应属胆气郁滞，影响胃气不和，治以和胃宁胆法。酸枣仁18g，广陈皮9g，水煎一大杯，夜间10时迎病服下。上方连服3剂，腹胀、不得眠减其半，又3剂而瘥。[孙朝宗. 酸枣仁治疗夜半子时发病. 山东中医学院学报，1987（10）：14]

患者发病在子时（23~1时），服药在10时，即提前服药，以阻止疾病的发作，就是采用的迎而夺之给药法。

通过以上对十二经脉气血流注规律与时间性病症关系的学习，我想大家对子午流注时间辨证的经络脏腑定位有了基本的了解，如果能够在以后的工作中进一步学习，必能提高临床水平，这些知识对于疑难奇症的辨证治疗是不可缺少的。

参考文献

1　高树中. 一针疗法. 济南：济南出版社，2007：139-143

2　胡剑北. 中医时间治疗学应用全书. 北京：华夏出版社，1993：96-122

第8讲　奇经八脉辨证概述

　　奇经八脉辨证的临床使用是一个难点。当今中医能熟练使用十二经络辨证指导者已非常少见，能熟知奇经八脉辨证者更是凤毛麟角了。然而在临床上很多疑难杂症都需要用到奇经八脉辨证。奇经八脉辨证在临床上有很高的实用价值，认真总结和探讨其辨证用药规律，是非常有意义的。

一、源流

　　奇经八脉即督脉、任脉、冲脉、带脉、阴维脉、阳维脉、阴跷脉、阳跷脉，其说最早见于《内经》。《素问·骨空论》记载了冲、任、督脉的起止。关于奇经八脉的生理功能，《素问·上古天真论》特别重视冲、任两脉对女子生育的作用，认为女子"二七而天癸至，任脉通，太冲脉盛，月事以时下，故有子……七七，任脉虚，太冲脉衰少，天癸竭，地道不通，故形坏而无子也。"据此，王冰精辟地总结为："冲为血海，任主胞胎，二者相资，故能有子。"

　　《素问》中还记载了奇经八脉的病证特点。如《素问·骨空论》说："任脉为病，男子内结七疝，女子带下瘕聚。冲脉为病，逆气里急""督脉为病，脊强反折""从少腹上冲心而痛，不得前后，为冲疝，其女子不孕，癃、痔、遗溺、嗌干"。《灵枢·脉度》《灵枢·大惑论》《素问·缪刺论》诸篇，讨论了"目不合""病而不得卧""病目而不得视""目痛"等病证，均与跷脉有关，认为跷脉不仅具有濡目而司开合的作用，而且因其为营卫运行于表里的必经路径，所以与睡眠亦密切相关。

《灵枢·经脉》已经认识到奇经有虚、实之分，如任脉之别络为病，"实则腹皮痛，虚则痒搔。"督脉之络脉为病，"实则脊强，虚则头重。"《灵枢·海论》称冲为血海，若"血海有余，则常想其身大，怫然不知其所病"；血海不足，则"常想其身小，狭然不知其所病"。

由此可知，《内经》对奇经八脉的循行分布、生理功能、病证表现已有不少论述，但属散载，诚为一憾！

在治疗上，《灵枢·邪客》治阳跷脉目不暝用半夏秫米汤。《素问·腹中论》记载，因大脱血，或醉入房中，气竭伤肝，以致月事不来之血枯病，用四乌贼骨一蘆茹丸，皆为其代表方。四乌贼骨一蘆茹丸方用海螵蛸、鲍鱼、雀卵等药物，辛咸温润，味厚气浊，能入下焦，开后世用动物药血肉有情之品入奇经治病之先河。

《难经》鉴于《内经》所述散漫，特列专章以论八脉循行及生理、病证，使其条理分明，从理论上发皇奇经之说。《难经》对奇经八脉有很多重要论述，认为"人脉隆盛，入于八脉"，犹如"沟渠满溢，流于深湖"，因其"不拘于十二经……故曰奇经八脉也"。《难经·二十八难》对奇经八脉的起止论述集中而精练，对奇经病证亦做了归纳和补充。《难经·二十九难》说："阳维为病苦寒热，阴维为病苦心痛。阴跷为病阳缓而阴急，阳跷为病阴缓而阳急。冲之为病，逆气而里急。督之为病，脊强而厥。任之为病，其内苦结，男子为七疝，女子为瘕聚。带之为病，腹满，腰溶溶若坐水中。此奇经八脉之为病也。"

此后，晋·王叔和又继《难经》之论述进一步阐明奇经病机，在《脉经》中补充了许多奇经八脉的病证，但多限于营卫气血之说而无新论创立。

至东汉张仲景已将奇经理论用于临床，如用桂枝加桂汤平冲降逆；用苓桂五味甘草汤治冲气上逆，面翕然如醉；用甘姜苓术汤治带脉的肾着病；用温经汤治妇人崩漏，暮即发热、少腹里急、唇干口燥等症，乃冲任虚寒、阳维失调所致，从临床上丰富了奇经的证治内容。

隋·巢元方《诸病源候论》论妇女经带疾病，最为重视冲、任两脉。

他认为妇人月水不调的主要病因是寒温乖适，风冷乘之，邪搏于血，以及冲任之气虚损。南宋许叔微、陈自明等医家多从其说。

金·张洁古论二维、二跷病证多与营卫、脏腑表里相关，并对奇经病证的治法有所涉及。如提出以桂枝汤治阳维病，以理中汤、四逆汤、当归四逆汤治阴维病等。张从正论述带下病机，责诸冲、任、督、带，而以客热郁于带脉为主，治疗善用吐、下之法上下分消。李东垣论治脾胃内伤病时亦多涉及奇经病变，他认为督、任、冲三脉为病，皆胃气虚弱所致，而逆气、里急、躁热等冲脉之气上逆之证，是脾胃病常有的症状，常以补中益气汤与炒黄柏、炒知母、炒黄连同用，以平泄冲脉之气。

元·滑寿著《十四经发挥》，在奇经八脉中最重任、督两脉，将任、督与十二经并论，重点阐述十四经的循行路线及穴位，并论气血流注与奇经循行关系。元代以前论经络学说多以十二正经为主，至滑寿始认为督脉为阳脉之纲，而任脉为阴脉之海，将两者并列于十二正经，而称之为十四经。自此，任、督两脉对人体的重要作用逐渐为医界所重视。

李时珍是明代医家中对奇经八脉最有研究者，他上考坟典，下及百家，发《素问》《灵枢》之秘旨，著成《奇经八脉考》，对八脉分布路线做了系统整理，阐述了奇经为病的基本病理变化，提出奇经病变的辨证施治要点，认为治病与养生皆须明了奇经八脉之理。李氏之说更为切合临床实践，奇经八脉理论始有较为完整的构建。奇经八脉理论作为一种独特的辨证方法，渐为广大中医人士所公认。

自明以后，奇经病证论治逐渐普遍，如武之望、傅青主、马培之、叶天士、尤怡、陈修园、吴鞠通、俞根初等均善于使用奇经八脉辨证，但用于妇科较多。惟叶天士对奇经论治的阐发最富代表性，其治病每多讲究奇经，以通补为法，扩大了奇经证治的范畴，从而大大地促进了这一学术体系的发展。

其后沈金鳌《杂病源流犀烛》条列奇经八脉证治源流，在方药治疗方面较《奇经八脉考》又有所充实。严西亭等人又明确提出 42 味药物归入奇经，对开拓奇经用药很有参考价值。

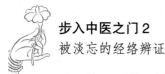

　　然至近代医家，能将奇经八脉辨证用于临床者很少，一般多囿于妇科病为多，如张锡纯、朱小南等。结合临床并从理论上阐发奇经辨证之书更觉缺如，仅有钱远铭之《奇经八脉研究》、朱祥麟之《奇经八脉条辨》等，较为系统地整理了奇经八脉证治规律，对于继承和发扬奇经八脉证治来说，其功不可没。

二、生理功能

　　奇经八脉纵横交叉循行于十二经脉之间，具有如下三方面的生理作用。

　　1. 进一步密切了十二经脉之间的联系　奇经八脉在其循行的过程中，同十二经脉的某些经脉交叉衔接，从而紧密沟通了各条经脉之间的相互联系。

　　2. 调节十二经脉气血　奇经八脉错综分布，循行于十二经脉之间，当十二经脉的气血旺盛而有余时则流注于奇经八脉，蓄以备用；当人体生理功能活动需要或十二经脉气血不足时则可由奇经"溢出"，渗灌和供应于全身组织，予以补充。李时珍在《奇经八脉考》中将奇经喻为"湖泽"，即指其有调节气血作用而言。《灵枢·逆顺肥瘦》指出，冲脉上行能"渗诸阳""灌诸经"，下行则"渗三阴""注诸络"，亦是说明奇经有渗灌、溢蓄等调节十二经脉气血的功能。

　　3. 与肝、肾等脏及脑髓、女子胞等奇恒之腑关系密切　其中女子胞和脑髓主要与奇经直接联系，相互之间在生理和病理上均有一定的影响，如冲、任、督三脉一源而三歧，都起于胞中，带脉则环腰一周，使它们互相沟通，成为一个相互联络调节的系统，其与肝经相通，又和盆腔内的生殖器官相联系，故与女子的经、带、胎、产等密切相关。

三、病证

　　《灵枢·经脉》对奇经病的辨证简要分为虚、实两型。因为疾病的发生取决于各种致病因素，而疾病的发展则凭人体正气与邪气的强弱和它们之间的转化程度为根据。从奇经八脉的病候分析，实证多因外感六淫、饮食不慎、跌仆损伤以及痰瘀等原因，导致奇经气血阻滞不得畅通而病；虚证多数由于七情内伤、先天不充、后天失调，或大病久病致精血内耗，脏腑功能衰退而成。在一定条件下可以转化为虚实夹杂之证。奇经八脉的病证在相关章节有详细论述，在此仅简单归纳，使大家有一个初步的了解。

1. 督脉病

实证：腰背脊膂疼痛、头痛、颈项强直、中风、角弓反张、癫痫、癫狂、手足拘挛、癃闭等。

虚证：头重、眩晕、摇头、震颤、伛偻、肢体痿废、呵欠频多、健忘、智力低下等。

2. 任脉病

实证：阴部或阴茎疼痛、血尿、痢疾、呃逆、男子疝气、妇女盆腔肿块等。

虚证：妇女子宫虚寒不孕、滑胎、月经不调、子宫脱垂等，男子阳痿、早泄、遗精等。

3. 冲脉病

实证：胸腹疼痛、胃肠痉挛、腹胀气逆上冲、胎衣不下等。

虚证：妇女月经不调、滑胎、不孕症、崩漏等，男子阳痿、无精子或精子量少不育症、无须等。

4. 带脉病

实证：腰脊痛、腹股痛、带状疱疹、带下等。

虚证：下肢麻痹、腰腹肌肉松弛无力、疝气及妇女白带淋沥等。

5. 阳跷脉病

实证：腰背强直痛、下肢痉挛、足外翻、目赤痛、头痛等。

虚证：失眠、眉棱骨痛、癫痫、手足麻木等。

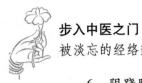

6. 阴跷脉病

实证：癫痫、下肢痉挛、足内翻、便秘、下腹部痛等。

虚证：嗜睡、梅核气、肠鸣、小便淋沥等。

7. 阳维脉病

实证：恶寒发热、肢节肿痛、头项疼痛、目赤肿痛等。

虚证：盗汗、眉棱骨痛、手足心热、麻木、跟骨痛、膝部畏冷等。

8. 阴维脉病

实证：胸脘胀闷而痛、胁肋攻痛、带状疱疹、反胃、噎膈等。

虚证：心痛、肠鸣泄泻、脱肛等。

四、病证特点与用药要点

奇经八脉交错循行分布于十二经之间，其作用主要有两方面，其一，沟通了十二经脉之间的联系；其二，奇经八脉对十二经气血有蓄积和渗灌的调节作用。由此可见，十二经脉被奇经八脉纵横交错地联系在一起，使三阴、三阳各脏腑经络之气融会贯通，也使一身元气融会贯通，从而达到了"脏腑经络之气互藏"生理功能正常的状态。

（一）虚证居多，以补为体

从生理上，奇经具有沟通正经、储运气血、联络脏腑、通行上下、调节气机作用。奇经之气血由十二正经气血蓄溢后流入，又涵养十二经，对人体阴阳气血有调节作用。《难经·二十八难》云："人脉隆盛，入于八脉，而不环周。"《奇经八脉考》进一步明确指出十二正经"流溢之气入于奇经，转相灌溉，内温脏腑，外濡腠理……盖正经犹夫沟渠，奇经犹夫湖泽，正经之脉隆盛则溢于奇经"。因此，各种原因导致奇经八脉病证，经气耗损，以虚损不足者居多，或虚实夹杂为主，纯实证较少，这是由奇经的生理特点所决定的。在病理上，脏腑之病久虚不复，精血亏损，必然奇经无养，脏腑不得温，腠理不得濡，终成痿弱虚损之病。

"八脉隶属肝肾"，肝肾虚损，精血耗乏，必然累及奇经，即"下元之损，必累八脉""肝血肾精受戕，致奇经八脉中乏运用之力""肝肾下病，必留连及奇经八脉。"大凡久病、频发之病，多为"八脉失调""奇脉不固""八脉空虚"。治以宣通奇脉、镇固奇脉、填补下焦等法。

《素问·阴阳应象大论》云："形不足者温之以气，精不足者补之以味。"奇经病证多形气不足，精亏髓减，常药治疗难取奇效。正如叶天士所说："医人不晓八脉之理，但指其虚，刚如桂附，柔如地味，皆非奇经治法""草木药饵，总属无情，不能治精血之惫""以草木无情之物为补益，声气必不相应。"叶氏基于前人"奇经八脉皆隶于下"及"填精血务在有情"理论启发，治疗奇经病证主张以血肉有情之品填补，直入下焦，以补奇经有形精血。血肉有情之物皆通灵含秀，不但善于培本，对奇经病证亦常能取得奇效。

在奇经病证中应用血肉有情之物，应补而不滞，寓通于补。血肉有情之品中以龟、鹿之物最常入药。《本草纲目》指出："龟首常藏向腹，能通任脉，故取其甲，以补心、补肾、补血，皆以养阴也。鹿鼻常反向尾，能通督脉，故取其角，以补命、补精、补气，皆以养阳也。"常用鹿茸、鹿角、鹿角胶、鹿角霜等治疗督脉病变，"鹿茸壮督脉之阳，鹿霜通督脉之气"，鹿角胶配鹿茸，一补督脉之血，一壮督脉之阳，治督虚背寒脊酸腰坠；龟甲、鳖甲、阿胶补奇经之精血；紫河车甘咸温养，善补任脉之阳气，兼峻补阴血；羊肉胶柔剂阳药，温养下元，兼调冲脉之阴；而海螵蛸、龙骨、牡蛎等介类则可引之收之，通则达下，涩则固下。血肉有情之品中，以髓填髓，同气相求，比类取象，用羊骨髓、猪骨髓、牛骨髓等动物脊髓以益精填髓，峻补奇经。但奇经病证用血肉有情之品要缓图常补，所谓"王道无近功，多用自有益"。

（二）以通为用，寓通于补

早在《内经》时代，就提出了奇经生理上以通为用之论。《素问·上古天真论》云："女子二七而天癸至，任脉通，太冲脉盛，月事以时下，故能有子。"此处强调了奇经之任脉是以通为其正常功能的。当然通是在物质基础充盈条件下，即太冲脉盛前提下实现的。《内经》之论，实为后世通补奇经治疗大法之先导，正所谓"奇经为病，通因一法，为古圣贤之定例"。临证不可一味通或一味补，否则易致虚虚实实，故治疗奇经病必须言补则寓之以通，拟通则假之以补，方合阴阳开阖之理。正如李时珍所云："古人用补药必兼泻邪，邪去则补药得力，一辟一阖，此乃玄妙。"叶天士深明奇经贵通之奥妙，以苦辛相合，能通能降，结合芳香达窍走窜，通经达络，疏理奇经之实。他认为："奇脉之结实者，古人必用苦辛和芳香，以通脉络；其虚者，必辛甘温补，佐以流行脉络，务在气血调和，病必痊愈。"他具体运用通法时重视柔剂阳药及辛甘温补，使奇经病证用药能寓补于通，通补兼施，以防滥通而耗散正气。叶天士提出柔剂阳药，通奇经不滞；冲任奇脉内怯，宜固补实下兼通奇经之法。强调在补时重视通畅气血，"必辛甘温补，佐以流行脉络，务在气血调和"，通络之品常选用川楝子、延胡索、当归尾、香附、郁金、乌药、降香、三棱、莪术等。

五、叶天士奇经用药规律

叶天士对奇经论治的阐发最富代表性，其治病每多讲究奇经，以通补为法，扩大了奇经证治的范畴，有学者将叶氏奇经用药规律总结如下。

督脉：为阳脉之海，起着总督、统摄作用。督脉治在少阴，故历来对督脉病的调治多从填精补髓着眼，明清以降多注意及此。李时珍《本草纲目》谓鹿乃"纯阳多寿之物，能通督脉"，尤推重鹿茸和脊髓生精补髓、养血养阳、强筋健骨之功。叶天士说："鹿性阳，入督脉。"鹿茸、鹿角、鹿角霜为其主药，其他如紫河车、羊肉、猪骨髓、骨髓、羊骨髓、枸杞子、肉桂、黄芪、羊肾等。

任脉：为阴脉之海，起担任作用。任脉主病治在厥阴，龟甲为其主药。

李时珍称"龟性阴，走任脉""能通任脉"。叶天士则更力主"血肉填阴"，并将鳖甲、阿胶、鱼胶、淡菜等归属之，且喜在用药时辅以紫河车、艾叶、紫石英等暖宫之品；滋肾降火，药如知柏、生地黄、大补阴丸等。其他如阿胶、鳖甲、鱼胶、淡菜、覆盆子、丹参、紫河车、艾叶等。

冲脉：为血海。叶天士说："病在冲脉，从厥阴、阳明两治""石英收镇冲脉。"紫石英为其主药。其他如熟地黄、枸杞子、沙苑子、五味子、赭石、肉苁蓉、当归、紫河车、鳖甲、杜仲、山药、丹参、巴戟天、白术、莲子、川芎、附子、香附、木香、吴茱萸、黄芩、黄柏等。

带脉：起约束作用。叶氏说："脉隧气散不收……必引之收之固之，震灵丹意，通则达下，涩则固下，惟其不受偏寒偏热，是法效灵矣。"震灵丹由禹余粮、赤石脂、紫石英、赭石、乳香、没药、朱砂、五灵脂组成。其他药如当归、海螵蛸、龙骨、牡蛎、熟地黄、白芍、五味子、莲子、黄柏、黄芩、艾叶等。

维脉：起维系作用，分阳维和阴维两脉。阳维为病苦寒热，阴维为病苦心痛，治在中焦。叶氏常用当归桂枝汤加鹿角霜、沙苑子、枸杞子等治疗。入阳维脉的药物主要有白芍、桂枝、黄芪等；入阴维脉的药物主要有龟甲、鳖甲、山茱萸、五味子等。

跷脉：起到维系作用，分阳跷、阴跷两脉。阳跷为病阴缓而阳急，阴跷为病阳缓而阴急，治在肝肾。常用药物如白芍、山茱萸、熟地黄、龟甲、淡菜、淮小麦、大枣、炙甘草、五味子等。

参考文献

1 王继明，倪世秋.叶天士奇经病证用药特色探析.中国中医基础杂志，2005，11（10）：776，779

2 陈林榕.叶天士奇经八脉辨证论治探讨.中医文献杂志，2007（3）：28

3 朱祥麟.奇经证治条辨.北京：中国中医药出版社，1993：1-13

第9讲　手太阴与手阳明经络辨证

一、手太阴肺与手阳明大肠经络概述

（一）手太阴肺经络系统

1. 手太阴肺经络系统循行分布（图 9-1）

（1）手太阴肺正经：起始于中焦胃部，向下络于大肠，回过来沿着胃上口，穿过膈肌，属于肺脏。从肺系气管、喉咙部横出腋下（中府、云门），下循上臂内侧，走手少阴、手厥阴经之前（天府、侠白），下向肘中（尺泽），沿前臂内侧桡骨边缘（孔最），进入寸口——桡动脉搏动处（经渠、太渊），上向大鱼际部，沿边际（鱼际），出大指末端（少商）。

它的支脉：从腕后（列缺）走向食指内（桡）侧，出其末端，接手阳明大肠经。

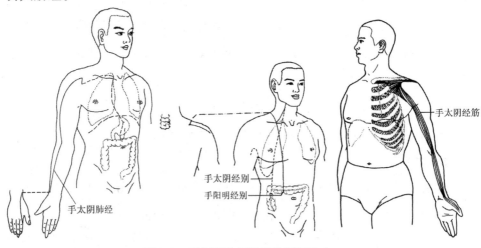

图 9-1　手太阴肺经络系统循行分布

（2）手太阴络脉：手太阴络脉，名列缺，起于腕关节上方一寸半处分肉之间，走向手阳明经脉；与手太阴经并行，直走入手掌中，散布在大鱼际部。

（3）手太阴经别：从手太阴经脉分出，进入腋下，行于手少阴经别之前，入体腔后走向肺脏，散到大肠，上方通过缺盆部，沿喉咙，在约当扶突穴处又合于手阳明经脉。

（4）手太阴经筋：起于大指之上，沿大指上行，结于鱼际之后；行寸口动脉外侧，上行沿前臂，结肘中；向上经过臂内侧，进入腋下，出缺盆部，结于肩峰前方；其上行结于缺盆，向下内行结于胸里；分散通过膈部，会合于膈下，到达季胁。

2. 手太阴肺经络系统主病

（1）手太阴肺经病候：本经有了异常变动就表现为下列病症：肺部胀满，膨膨气喘，咳嗽，锁骨上窝"缺盆"内（包括喉咙部分）疼痛，严重的则交捧着两手，感到胸部烦闷，视物模糊，还可发生前臂部的气血阻逆，如厥冷、麻木、疼痛等症。

本经所属腧穴能主治有关"肺"方面的病症，如咳嗽，气上逆而不平，喘息气粗，心烦不安，胸部满闷，上臂、前臂的内侧前边（经脉所过处）酸痛或厥冷，或掌心发热。

本经气盛有余的实证，多见肩背疼痛，感冒风寒自汗出，伤风，小便频数，口鼻嘘气；本经气虚不足的虚证，多见肩背疼痛，怕冷，气短，呼吸急促，小便颜色异常。

（2）手太阴络脉病候：实证，手掌和手腕部灼热；虚证，呵欠，尿频，遗尿。

（3）手太阴经筋病候：在本经循行处可出现支撑不适，拘紧掣痛，重者可出现息贲病（胁下有积块而气逆上奔），胸胁拘急，上逆吐血。

（4）手太阴经气厥逆病候：手太阴经的经气厥逆，胸中虚满而咳嗽，常常呕吐涎沫。

（5）手太阴经气终绝病候：手太阴肺经之经气竭绝，出现皮毛焦枯、爪甲枯槁、毫毛断折的病象。逢丙日就会加重，逢丁日就会死亡。这是因为丙、丁属火，肺属金，火能克金的缘故。

（二）手阳明大肠经络系统

1. 手阳明大肠经络系统循行分布（图9-2）

（1）手阳明大肠正经：从食指末端起始（商阳），沿食指桡侧缘（二间、三间），出第一、二掌骨间（合谷），进入两筋（拇长伸肌腱和拇短伸肌腱）之间（阳溪），沿前臂桡侧（偏历、温溜、下廉、上廉、手三里），进入肘外侧（曲池、肘髎），经上臂外侧前边（手五里、臂臑），上肩，出肩峰部前边（肩髃、巨骨，会秉风），向上交会颈部（会大椎），下入缺盆（锁骨上窝），络于肺，通过横膈，属于大肠。

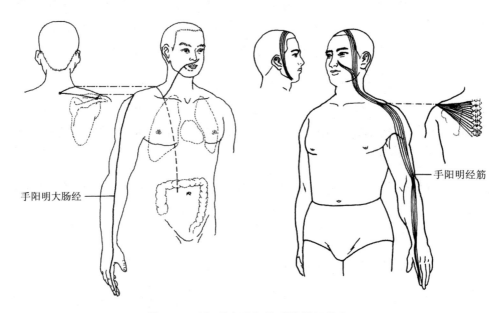

图9-2 手阳明大肠经络系统循行分布

它的支脉：从锁骨上窝上行颈旁（天鼎、扶突），通过面颊，进入下齿槽，出来夹口旁（会地仓），交会人中部（会水沟）——左边的向右，右边的向左，上夹鼻孔旁（口禾髎、迎香），下入缺盆（锁骨上窝），络于肺，通过横膈，属于大肠。

（2）手阳明络脉：手阳明络脉，名偏历，在腕关节后三寸分出，走向手太阴经脉；其支脉向上沿着臂膊，跨过肩峰部，上行到下颌角处，遍布于牙齿根部；另一支脉进入耳中，与耳内所聚集的各条经脉（宗脉）会合。

（3）手阳明经别：从手走胸，在肩峰处分出，进入锁骨上部，下行走向大肠，属于肺脏，上沿喉咙，浅出于缺盆部，仍会合于手阳明。（图 9-1）

（4）手阳明经筋：起始于食指桡侧端，结于腕背部；向上沿前臂，结于肘外侧；上经上臂外侧，结于肩峰部。分支绕肩胛部，夹脊柱两旁；直行的从肩峰部上颈，分支上向面颊，结于鼻旁颧部；直行的走手太阴经筋前方，上额角，散络头部，下向对侧颔部。

2. **手阳明大肠经络系统主病**

（1）手阳明大肠经病候：本经有了异常变动就表现为下列病症：牙齿痛，颈部肿胀。

本经所属穴能主治有关"津"方面的病症：眼睛昏黄，口干，鼻塞，流清涕或出血，喉咙痛，肩前、上臂部痛，食指痛而运用欠灵活。

凡属于气盛有余的症状，则当经脉所过的部分发热和肿胀；属于气虚不足的症状，则发冷，战栗而不容易回暖。

（2）手阳明络脉病候：实证，龋齿痛，耳聋；虚证，齿冷，经气痹阻。

（3）手阳明经筋病候：在本经循行处可出现支撑不适、拘紧和疼痛，肩关节不能高举，颈不能向两侧顾视。

（4）手阳明经气厥逆病候：手阳明经气厥逆，发为喉部痹塞，咽部肿痛，颈项强直。

二、手太阴肺与手阳明大肠经络辨证案例评析

肺的主要功能是什么？肺主气，司呼吸，主升发肃降。说明什么？说

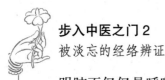

明肺不仅仅是呼吸的重要器官，也是人体气机调节的主要器官。肺主降，肝主升，二者组合，共同调节人体的气机升降。六腑以通为用，但胃肠的通降也必须依赖肺气的宣发肃降才能完成。这好比我们提着水壶倒水，如果壶盖盖得严严实实，水很难流出，揭开壶盖，水流就通畅了。有关肺经的经络辨证案例多与气机的调节有关。下面我们来看几个案例。

（一）通便为什么能治哮喘

临床上对于喘息不得平卧，同时又有大便秘结的患者，常常采用上病取下的治疗方法，通腑泻浊，不治喘而喘平。为什么？大家可能会说肺与大肠相表里，但如何相表里呢？其实这还要从经脉的脏腑络属关系加以理解和分析。

王某，男，50岁。1986年8月6日初诊。患哮喘20余年，经常发作。此次发作已逾2周，咯痰不爽，胸闷气短，喉间有水鸡声，不能平卧，若能咳出黏痰其气略平，大便干结，2～3日一行，大便后气促亦能减轻，苔腻，根部尤腻。经前医治两次，均用三拗汤合射干麻黄汤加减，但气喘症势不减。从其大便干结，考虑与热结大肠、肺气上逆有关，拟以三拗汤加清肺润肠之品。处方：炙麻黄3g，炙甘草3g，杏仁10g，炙紫菀10g，炙款冬花10g，南沙参12g，瓜蒌仁（打）12g，玄明粉12g，蜜炙枇杷叶（包煎）10g。5剂。

8月13日二诊。药后大便通畅，每日一行，咯痰亦易，痰涎已少，已能平卧，卧时微有气喘。续予前方加减。处方：南沙参、光杏仁（打）、炙紫菀、炙款冬花各10g，炙紫苏子10g。3剂。

8月16日三诊。托他人持病历要求再抄方，诉说服药痰已少，大便通畅，呼吸自如。再以二陈汤加味，以善其后。处方：法半夏10g，陈皮6g，云茯苓12g，炙甘草4g，山药12g，款冬花10g。5剂。并嘱忌烟酒，忌食辛辣肥腻食物。（《孟景春临床经验集》）

评析：为什么这个患者先用宣肺平喘的方法无效，而在方中加入了通大便的瓜蒌仁、玄明粉等药效果就出来了呢？用西医学来解释可能很令人费解，也可以说根本解释不通。这就是中医学的高明之处，整体调理，调节人体的气机，气机通畅了，疾病当然就能应手而愈。那如何理解这种治法呢？我们知道，"手太阴肺经，起于中焦，下络大肠，还循胃口，上膈属肺……"若大便秘结，秽浊之气可循经上迫于肺，影响肺气下降，肺金清肃之气不行，气机上逆而喘。若燥热之邪得以泻下，肺金清肃，自司其职。本案的治疗，初用三拗汤、射干麻黄汤等方无效，究其因，缘痰喘与便秘有关，所以在前方中加入瓜蒌仁、玄明粉以通下降浊，腑气通，肺金自能肃降，则喘可平，而诸症渐平。肺与大肠相合，实来源于经脉循行联络，上病取下，常可使一些疑难病峰回路转。

下面看我所治的一案。

黄某，男，75 岁。2007 年 12 月 23 日就诊。反复胸闷胸痛 15 年，气促 7 年。近 1 个月胸闷加重，动则尤甚。细问病史，近 1 个月来大便秘结如羊屎，腹胀，口干，舌质淡红少苔，脉沉细。双肺呼吸音低，未闻及干湿啰音。治先通大肠，便通肺气自降。处方：黄芪 15g，太子参 10g，黄精 10g，桔梗 6g，紫菀 10g，怀牛膝 15g，升麻 3g，枳实 5g，当归 20g，肉苁蓉 15g，火麻仁 15g。

12 月 25 日二诊。大便质地变软易解，胸闷明显缓解。继进 4 剂。

12 月 29 日三诊。大便正常，胸闷缓解。转方如下：黄芪 15g，太子参 10g，黄精 10g，当归 20g，丹参 20g，肉苁蓉 15g，怀牛膝 15g，紫苏子 10g，瓜蒌皮 15g，桔梗 10g，升麻 3g，柴胡 5g。5 剂。

3 个月后偶碰见，言大便一直正常，胸闷气促未再发作。

此治案极简，无非上病治下尔。联系前案评析，其思路很好理解。

（二）宣肺何以能通大便

不仅肺病可以影响到大肠，而且大肠病也每每从肺入手治疗。在我做学生的时候，有一次跟我的老师坐诊，来了一个习惯性便秘的患者，老师要我开方。看完我的处方，老师点点头说，不用改了，吃 5 剂吧。结果患者复诊的时候，大便依旧不通。老师说还用前方，只是起笔在前方中加入了一味桔梗宣肺。效果如何呢？其病若失。此正所谓"欲取南风，先开北牖"。也就是说，在临床上不仅腑气不通可以导致肺失宣降，而且肺失宣降也可以导致大便不通。这样的病例在临床上很常见。看看下面这个案例，或许能得到一些裨益。

孔某，男，50 岁，教师。1987 年 6 月 30 日初诊。患大便秘结年余，每 5～6 日一行，便时十分困难，需 1 小时左右，肛门常因之出血。经多方调治，如用果导（酚酞）、比沙可啶（便塞停），中药生大黄、番泻叶，成药麻仁丸，有时虽能一时见效，但停药后便秘依旧，且有时更剧，剧则用开塞露也不能下，常用手指挖出，十分痛苦。除大便秘结外，更有咽干鼻燥，口渴，在一年中以秋季更为严重，饮食尚佳，睡眠欠安。舌质偏红，苔少，脉细数。证属肺阴不足，不能下润大肠。治宜滋养肺阴，利气润下。处方：南沙参 12g，北沙参 12g，麦冬 10g，杏仁 10g，郁李仁 10g，柏子仁 10g，炙紫菀 20g，熟地黄 12g，云茯苓 12g，桔梗 10g，厚朴花 6g，芦根 20g。梨膏 1 瓶，每日服 2 次，早、晚用开水冲服，空腹服下。7 剂。并嘱忌食辛辣、熏烤食物，戒烟酒。

7 月 6 日二诊。大便 3 日一行，质亦转软，能顺利而下，口渴、咽干等亦轻。效不更方，再以原方继进半月，再观动静。半月后患者喜形于色，告知便秘已愈，每日一行，能顺利通下。嘱其煎剂可停，再服梨膏 1 个月，以资巩固。(《孟景春临床经验集》)

评析：为什么有时候阴虚便秘我们采用润肠通便不能取效？就是未考虑肺与大肠的关系。"手太阴肺经，起于中焦，下络大肠，还循胃口，上膈属肺……"肺主输布津液，如若肺燥不能正常宣发，则体液不能敷布，无以转输，不能下润大肠，故肠燥而便秘。本例患者咽干，口渴，鼻燥，大便秘结，且以秋季为甚，肺阴虚当无疑，在养肺阴佐以润肠通便之品的同时，要加上宣肺之品，如桔梗、紫菀等，有人形象地把宣肺通便的方法比喻为"提壶揭盖"，就是说这种治法就好像我们倒水一样，要想水从壶嘴中流出顺畅，最好把壶盖打开，壶盖打开了，水流自然会很通畅。这个案例可以说是一个"下病治上"的代表。古书云紫菀能通便，其道理就在于此。但要注意紫菀用量要大，要蜜炙。这是用药法门，当谨记。

很多中医治疗习惯性便秘，喜欢用通下之法，图一时之快，但是药停病又反复，就是没能掌握中医治疗的关键。像治便秘的济川煎等，其配伍就是利用了升清降浊的方法。这些治疗方法比见便秘只知通便来说高明了很多。见便秘只是通便的医生，最多只能说是"下工"或"粗工"。

通过以上两个案例可以看出，脏腑之间的病理、生理可以通过经脉相互影响，我们也可以通过经络之间的络属关系，充分地考虑到脏腑之间、脏脏之间的相互关系，制定各种更为有效的治疗大法。

（三）咳喘痰积为患，何以消食建功

我们学中医时都学过"培土生金"一法，为什么健脾胃可以补肺气？老师多告诉我们，脾属土，肺属金，按五行生克来说，土生金。《内经》不是说了嘛，虚则补其母。其实，这种拘泥于五行学说的分析，常常会局限我们思维的拓展。肺虚可以治胃，而肺实就不可以治胃吗？有些人就会说，实则泻其子，我们来演绎一下，肺属金，金生水，水为金之子，水属肾，肾藏精，古人说肾无泻法，这一绕啊，岂不走进了死胡同。真是这样吗？我们先看一个案例，然后一起讨论。

张某，男，8 岁。1995 年 4 月就诊。患儿 1 年前因纳凉而致咳嗽，痰多，多方医治，疗效欠佳，且逐渐加重。某医认为咳喘日久，胸脘满闷，投止嗽散以降逆化痰，结果无效。另医以定喘汤调之，然病如故。特来求诊，症见咳喘痰多，色白而黏，胸满闷，脘腹胀满，纳差，苔黄厚腻，脉滑。胸透提示心肺无异常。诊为积滞所致咳喘。追问病史，得知患儿饱食

肉类所致。治以消积导滞，化痰止咳平喘，方选保和汤加减，12 剂，药尽病愈。[黄甡，邢新婵. 黄明志教授治疗小儿咳喘的经验. 陕西中医，2006（10）：1257]

评析：咳喘理当治肺，前医循规久治无效，为何无效？详查细诊，追根求源，患者有脘腹胀满、纳差、苔黄厚腻、脉滑等食积中焦之证。中焦食积为何会导致咳喘呢？我们知道"胃足阳明之脉……其支者……循喉咙，入缺盆，下膈，属胃，络脾"，而"手太阴肺经，起于中焦，下络大肠，还循胃口，上膈属肺"。人体的气机升降，气血顺达，无不以经脉为通道，"气血冲和，万病不生，一有怫郁，诸病生焉。"肺、胃通过经络紧密相连，在病理上相互影响。肺气不降，势必导致胃气也不顺达，所以有降肺气以治呃逆之法。中焦有病，气机不和，胃气上逆，也势必会通过经脉影响到肺的肃降。患儿饮食不节，过食肉类，以致积滞于胃，胃失和降，胃气上逆犯肺；痰湿滋生，上渍于肺，肺气失宣，故咳喘痰多；苔黄厚腻，脉滑，均为积滞于中之象。方用保和汤加减，以达和胃降逆、祛痰止咳之功，使脾胃运化升清，肺气宣发通降，不治喘而诸症悉除。正所谓"必伏其所主，而先其所因"。

（四）呃逆病位在膈，为何治肺有效

我们学习内科的时候就知道，呃逆病位在膈，系胃气不降、上逆动膈所致。西医说是膈肌痉挛。治呃逆的时候，我们十分强调降逆和胃，但有时取效并不理想，在方中加入宣畅肺气的药物则效果迥异。

刘某，男，30 岁。2007 年 5 月 6 日初诊。患慢性胃炎 3 年，常感胃脘不适，近期常呃逆，发则呃逆频作，呃声洪亮，发时感喉部气逆上冲，胸中烦闷，口渴，大便正常，小溲微赤，舌质红，苔薄黄，脉滑数。此乃热郁胸膈，以致肺胃之气冲逆所致。治宜清泻肺胃之热。方以橘皮竹茹汤化裁。处方：橘皮 10g，竹茹 15g，苇茎 30g，枇杷叶 10g，黄芩 10g，桑白皮 10g，桔梗 10g，瓜蒌皮 10g，甘草 3g。5 剂。呃逆已止，前方再进 3 剂以巩固。

评析："手太阴肺经，起于中焦，下络大肠，还循胃口，上膈属肺"，从这段经文中我们可以看出，肺在上，膈在中，胃在下，三者在经络上紧密相连，在病理上也可以通过经络的相互络属，互为影响。为什么呃逆使用治肺的方法可以取效？肺经循行为其组方立法的基础，肺气不宣，胃气不降，均通过手太阴肺经影响膈间的气机，由此引发呃逆。此例肺热扰及胸膈，致使膈胃之气上逆。方用黄芩、桑白皮清肺膈之热，苇茎、竹茹、枇杷叶清肺热、和胃气以降上逆之气，陈皮理气和胃，瓜蒌皮、桔梗宣肺宽胸，以畅膈气。处方用药乃从经脉入手，谨守病机，故取良效。

疾病的发生，气机升降失调为其主要病机之一，从经脉、络脉和经别的循行规律可以看出，脏腑之间的表里关系是由其内在联系决定的，相表里的脏腑之间经脉相互属络，络脉在体表相互沟通，经别在体内相互联系并形成六合关系，循行路径上阴阳表里相贯。这样，通过经脉、络脉和经别的联络，形成脏腑之间的密切联系。熟练掌握经络学说，利用经络脏腑之间的络属关系进一步分析病机，常常能使我们在治疗上思维得以拓展，从而大大提高临床疗效。

（五）喘咳依时辨证，十年之苦得释

何某，女，59岁。1984年3月27日初诊。素有支气管炎病史。每天上午5～7时即发咳喘，7时以后勿药亦平，十年之苦从未得释。痰白黏、时夹血，舌淡，苔黄较厚，脉滑数。医者先以金水六君煎加减，但药过复作。又以《金匮要略》麦门冬汤降其火逆之气，亦未闻佳音。众多止咳平喘药杂投未效。后思其卯时气血注入大肠，又为阳明燥金当令之时。苔黄、脉滑数者，阳明郁热之象。阳明之热得主气所助，其燥热之气由腑及脏，上迫于肺，于是喘咳以时而作，所谓"当其时而痛"是也。前以一般止咳平喘药，实为扬汤止沸，当以上病取下之法。改投小承气汤合小陷胸汤合方，4剂后下黏液便数巡，苔退，脉缓，卯时喘咳皆止，且随访半年未发。虽未能尽愈其病，但卯时咳喘十年之苦得释矣。[李继贵. 鉴辰别时疗宿疾. 云

南中医中药杂志，1985（3）：39]

评析：初未从卯时喘咳识证，忽视了喘咳发作的时间性，故诸治罔效。后以十二时辰经脉脏腑气血旺衰和五行十二时配属脏腑辨证，识其卯时咳喘而治，结果显效，说明发病的时间因素在辨证上不可轻视。案中提及上病下取法是咳喘表现在上，病在肺，肺脏居上，此谓上病，用下法祛除腑中秽浊之物，以除燥热之气上迫于肺，此为下取。临床多种疾病可用此法。

第10讲 手少阴与手太阳经络辨证

一、手少阴心与手太阳小肠经络概论

（一）手少阴心经络系统

1. 手少阴心经络系统循行分布（图10-1）

（1）手少阴心正经：从心中开始，出来属于心脏与他脏相连的系带，下过膈肌，络小肠。

它的支脉：从心脏的系带部向上夹咽喉，而与眼球内连于脑的系带相联系。

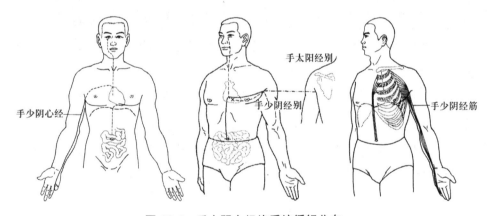

图 10-1　手少阴心经络系统循行分布

它的直行脉从心系（即心与他脏相联系的系带）上行至肺，向下出于腋下（极泉），沿上臂内侧后缘，走手太阴、手厥阴经之后（青灵），下向肘内（少海），沿前臂内侧后缘（灵道、通里、阴郄、神门），到掌后豌豆骨部进入掌内后边（少府），沿小指的桡侧出于末端（少冲），接手太阳小肠经。

（2）手少阴络脉：手少阴络脉，名通里，在腕关节后一寸处，分出上行，沿着本经进入心中，向上联系舌根部，归属于眼与脑相连的系带。

（3）手少阴经别：分出后进入腋下两筋之间，归属于心脏，向上走到喉咙，浅出面部，与手太阳经在目内眦会合。

（4）手少阴经筋：起始于手小指内侧，结聚于腕后豆骨处，向上结于肘内侧，上入腋内，交手太阴经筋，伏行于乳里，结聚于胸中，沿膈向下，联系于脐部。

2. 手少阴心经络系统主病

（1）手少阴心经病候：本经有了异常变动就表现为下列病症：咽喉干燥，心口痛，口渴欲饮，还可发为前臂部的气血阻逆，如厥冷、麻木、酸痛等症。

本经所属腧穴能主治有关"心"方面的病症：眼睛发黄，胸胁疼痛，上臂、前臂内侧后边痛或厥冷，手掌心热痛。

（2）手少阴络脉病候：实证，见胸膈部支撑胀满；虚证，不能说话。

（3）手少阴经筋病候：可见胸内拘急，心下有积块坚伏（名为伏梁）；上肢经筋有病则肘部拘急，屈伸不利；本经筋循行部位支撑不适，掣引转筋和疼痛。

（4）手少阴经气厥逆病候：手少阴经的经气厥逆，则口干，溺赤，腹满心痛，心痛连及咽喉，身体发热。

（5）手少阴经气终绝病候：手少阴经气衰绝，则使脉道不通，皮毛不泽，面色漆黑。壬日危笃，死于癸日。心属火，壬、癸属水，水胜火也。

（二）手太阳小肠经络系统

1. 手太阳小肠经络系统循行分布（图 10-2）

（1）手太阳小肠正经：从小指外侧末端开始（少泽），沿手掌尺侧（前谷、后溪），上向腕部（腕骨、阳谷），出尺骨小头部（养老），直上沿尺骨下边（支正），出于肘内侧当肱骨内上髁和尺骨鹰嘴之间（小海），向上沿上臂外后侧，出肩关节部（肩贞、臑俞），绕肩胛（天宗、秉风、曲垣），交会肩上（肩外俞、肩中俞；会附分、大杼、大椎），进入缺盆（锁骨上窝），络于心，沿食管，通过膈肌，到胃（会上脘、中脘），属于小肠。

它的支脉：从锁骨上行沿颈旁（天窗、天容），上向面颊（颧髎），到外眼角（会瞳子髎），弯向后（会禾髎），进入耳中（听宫）。

它的又一支脉：从面颊部分出，上向颧骨，靠鼻旁到内眼角（会睛明），接足太阳膀胱经。

此外，小肠与足阳明胃经的下巨虚脉气相通。

（2）手太阳络脉：手太阳络脉，名支正，在腕关节后五寸处，向内侧注入手少阴心经；其支脉上行经肘部，上络于肩髃部。

（3）手太阳经别：在肩关节部从手太阳经分出，进入腋窝部，走向心脏，连系小肠。（图 10-1）

（4）手太阳经筋：起始于手小指的上边，结于腕背；上沿前臂内侧，结于肱骨内上髁后，以手弹该骨处，有感传可及于手小指之上；上行结于腋下。其分支走腋后侧，向上绕肩胛部，沿着颈旁出走足太阳经筋的前方，结于耳后乳突部；分支进入耳中；直行的出于耳上，向下结于下颔处，上方的连属于眼外眦。

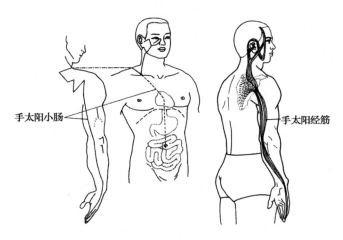

图 10-2　手太阳小肠经络系统循行分布

2．手太阳小肠经络系统主病

（1）手太阳小肠经病候：本经有了异常变动就表现为下列病症：咽喉

痛，颔下肿不能回顾，肩部痛得像牵引，上臂痛得像折断。

本经所属腧穴能主治有关"液"方面的病症：耳聋，眼睛昏黄，面颊肿，颈部、颔下、肩胛、上臂、前臂的外侧后边痛。

（2）手太阳络脉病候：实证：关节弛缓，肘部痿废不用；虚证：皮肤赘生小疣。

（3）手太阳经筋病候：可见手小指支撑不适，肘内锐骨后缘疼痛，沿臂内侧，上至腋下，及腋下后侧等处均痛，绕肩胛牵引颈部作痛，并感到耳中鸣响且痛，疼痛牵引颔部，眼睛闭合一会才能看清物体，颈筋拘急，可发生筋痿、颈肿等症。

（4）手太阳经气厥逆病候：手太阳经的经气厥逆，耳聋，流泪，颈项不能回顾，腰不能前后俯仰。

二、手少阴心与手太阳小肠经络辨证案例评析

手少阴心经的正经循行"上夹咽""下络小肠"，经别"系舌本，属目系"，心的功能是主神志，在液为汗。因此，病理表现上可以见到眼、口腔、舌的病症，下可以见到小便的改变，同时，还能见到种种汗证。在治疗上，对于一些实证，每多采取利小便以祛邪的方法。下面我们来看几个病例。

（一）三仁汤治疗癫狂，可谓神医妙手

我的恩师马继松老师曾给我讲过这么一个案例，后收录在他的《闻过喜医辑》里。他在农村工作的时候，一18岁男子因精神受到刺激，病发狂证。马师先以生铁落饮，继进龙胆泻肝汤，转手温胆汤，病无明显起色。家人用"跳大神"的方法也无好转。后在南京精神病医院治疗，经用电针强刺激疗法，病亦未愈。请马师再诊，有一症状引起他的注意，患者小便频频，数分钟一次，且不避人，尿黄而短，并长吁短叹，以手抚胸，伴眼睑轻浮，舌胖大，边有齿痕，苔白水滑。这患者频频随地小便启发了马师

的治疗新思路，遂开出一方：

大豆黄卷、冬瓜子、薏苡仁、六一散各 30g，佩兰、泽泻、生白术各 15g，郁金、法半夏、大贝母、杏仁、厚朴、石菖蒲各 10g，白豆蔻、苍术各 7g。

患者被强行灌药 3 剂，病即有转机。大家看看就能明白，这是三仁汤加减的方子，只是加用了大豆黄卷、佩兰增强芳香化湿，配伍二术加强健脾燥湿，佐用冬瓜子、泽泻加大利小便、祛湿浊的作用。石菖蒲、郁金二味，实取菖蒲郁金汤化浊开窍醒神之意。就这么简单的一个方，却使病情峰回路转。

为什么会开个三仁汤？马老师说啊，手少阴心经"下膈，络小肠"，心与小肠相表里，患者神志不清，随地小便，舌淡胖，苔白滑，说明是湿浊内蒙心窍所致，心被湿浊蒙蔽，正邪相争，必祛湿以外出，从哪里出？当然只能从小便出了，是以小便频频，不避人面。三仁汤能芳化湿邪，且有薏苡仁、滑石等味利小便，可使湿浊之邪从小便而去。治病求本，自当有效。

（二）汗证形形色色——需记汗为心液

临床上的汗证形形色色，有局部汗出、偏身汗出、半截身汗出，种种不一，当博而览之，否则至临床则易掣肘。这"汗为心之液"的理论啊，在临床上确有指导作用。

1. 腋下汗出　在《步入中医之门 1——道少斋中医讲稿》一书中我介绍过一例腋下汗出症，通过那个病例的学习，相信大家一定会感受到学好经络学说、经络辨证的重要性了。是不是所有的腋汗证都可以采用清热利尿的办法呢？要是这么用啊，必犯错误。为什么？我们在前面的相关章节说过，经络辨证只是病位的空间定位，除了脏腑定位外，就其本身来说尚不完善，必须结合八纲辨证、脏腑辨证、病因辨证等以明确病性、病机，只有熟练地综合运用各种辨证方法，才能做到准确把握病机。接下来我们看郭子光教授诊治的一例腋汗证。

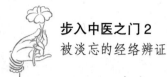
1963 年冬，一八旬妇两腋汗出，日渐加重，昼夜不分，迁延月余，甚至频频换衣，苦不堪言，神疲消瘦，卧床不起。家人曰："后事齐备，请脉之是否临终近矣。"笔者视之，双目尚有神，六脉冲和有根，生机未绝。汗为心之液，汗在两腋，为心液外泄于心经所循之处，实属心阳不足，汗液漏泄失固。急以保元汤加附片、五味子，效若桴鼓。3 剂得安，6 剂康复。故曰："不畏津伤，只怕亡阳。"今以保元汤加附子、五味子，促其阳生阴守，亦理所当然之事。(《中医奇证新编》)

评析：为什么心阳虚会出现腋下汗出？首先，我们看看手少阴心经的走向，《内经》里是这么说的，"手少阴心主之脉，起于心中，出属心系……其直者，复从心系却上肺，**下出腋下**，下循臑内后廉……"与手太阳小肠经交接。手少阴心经在腋下有一穴叫"极泉"，为什么叫"泉"？说明这地方易出水！阳气有什么作用？有卫外固护作用。心的阳气虚了，不能固护心液，心液外泄，就从极泉穴中外泄了。该患者年老体弱，神疲消瘦，卧床不起，一派气阳不足表现，结合经络辨证，属心之气阳不足。今以保元汤加附子、五味子，促其阳生阴守，取效亦理所当然之事。

这个病例与前面所说的用导赤散治疗的腋汗病例又明显不同，可谓一虚一实，霄壤之别，可见同一经脉，同一病症，亦当四诊合参，明白其阴阳气血虚实之所在。

2．心窝汗出　在心内科工作过的同道可能有一种感受，心脏病的患者要是心功能不好，常有汗出，前胸、后背汗出不止，随着心功能的改善，汗也就收了。急性左心衰常冷汗不止，喘息气促，咳吐粉红泡沫痰。按中医的辨证来看，属心阳暴脱。在抢救的时候，观察患者出汗情况是其中的一个要点，若患者冷汗收了，说明病情很快就会缓解。中医的"汗为心之液"确实是从实践中来的。

我读研究生的时候，碰到一个冠心病患者，心胸汗出不止，其他地方无汗出，汗出热而黏手，口干，舌红少苔，脉结代。实话说，以前我并没有碰到过类似的患者，怎么治疗心中并无定见，在教科书中我也没见到过类似的病症记载，当时我就按经络辨证，"手少阴心经……出属心系"，结合气血津液辨证，断定为心之气阴两亏证，开出一个生脉散加浮小麦、麻黄根的方，以此方请教我的导师，问此方能有效否？师曰有效。我说书里并无记载，没想到我的导师从办公桌上拿起一本书——秦伯未的《中医临证备要》，说此书中有记载，不是心胸汗出书里没记载，是你书读得少了。当时啊，在感到导师学问之深、读书之广的同时，我感到非常汗颜。该书中记载："别处无汗，只有胸部多汗，名为心汗，常见于心气衰弱证，《证治准绳》有参归猪心方，或以生脉散加浮小麦、炙甘草。"此患者服药 3 剂而汗止。

心胸汗出当辨阴虚、阳虚之不同，大凡阳虚汗出而冷，四肢不温，舌质淡胖，苔白，常为水滑苔，脉沉细，治宜温心阳，固汗。

再一起来学习下面一则病案，其处方用药与上例又有不同。

赵某，男，44 岁。1991 年 12 月 6 日初诊。7 年来经常盗汗，乏力倦怠，腰酸，便溏，失眠。舌质淡红，苔薄白，脉沉细无力。前医以盗汗属阴虚，从肾阴论治，方用六味地黄汤加味，先后用药达 20 余剂，不见好转，盗汗益甚。乃细问病情，详加辨证，发现其盗汗仅见于心窝部，汗出后即醒，醒即心慌，后背冷楚，且平素畏寒肢冷，不独阴虚，阳亦虚也。治宜益心养营，温阳敛阴，方用：附子、桂枝各5g，白芍、炒酸枣仁、茯苓各30g，当归15g，生地黄、熟地黄、炙甘草各10g，五味子、浮小麦各9g，五倍子、龙眼肉各7g，生姜3片，大枣5枚。药用10剂后，盗汗渐止。又以金匮肾气丸为主，调理月余，以巩固疗效。[乔振纲，吴燕燕，乔艳贞. 汗证的辨证施治. 浙江中医杂志，1992（7）：326]

评析：《灵枢·经脉》云："心手少阴之脉，起于心中，出属心系……"心窝为心之部位，汗为心之液，汗出后即醒，醒即心慌，后背冷楚，且平素畏寒肢冷，心阳虚之明证也。血汗同源，汗出损阴，故在温阳的同时也注重养阴益血。方以附、桂温通心阳，白芍、当归、熟地黄养血和营，伍酸枣仁安心神，以五味子、浮小麦、五倍子收敛止汗治其标。方中茯苓一味最宜注意，大剂量茯苓具有敛心汗的作用，初学当记之。

心在液为汗，不仅腋下汗出常责之于心，对于手足汗出也常从少阴经诊治。

3. 手足心汗　手足心汗出临床很常见，根据经脉走向，手足心属少阴经循行部位，在辨证基础上当考虑引经药物的使用。我们来看下面的案例。

某男，25岁。2005年9月4日初诊。手足心自汗10余年，手汗尤甚，遇精神紧张则手掌出汗多如水洗，深为苦恼，兼见夜寐欠安。诊见舌淡红，苔薄白，脉细。予桂枝加龙骨牡蛎汤加减，黄芪30g，桂枝3g，白芍10g，炙甘草10g，煅龙骨40g，煅牡蛎40g，炒龟甲30g，炒酸枣仁30g，浮小麦30g。服10剂后上症减轻，继服20剂而愈。

原按：手厥阴、手少阴、足少阴经循于手足心，与心、肾相关。患者以手足心汗多，手汗尤甚，兼夜寐不安，每遇精神紧张则加重为主症，为心之阳气不足所致。《难经·十四难》云："损其心者，调其营卫。"方用仲景桂枝加龙骨牡蛎汤，桂枝汤调阴阳和营卫，龙骨、牡蛎敛汗潜阳，更加炒龟甲滋阴潜阳，浮小麦养心止汗，酸枣仁养心安神而敛汗，使心阳和而汗止神安。[聂娅. 熊继柏教授辨治汗证的经验. 中医研究，2008（2）：55]

4. 红汗　汗出不仅表现在部位上的不同，颜色也常有不同，有黑汗、黄汗等。接下来我们看一种非常少见的汗证——红汗的辨证治疗。

刘某，男，32岁。2007年8月18日初诊。近两年来，每值盛夏，汗出不止，如果穿白衣则染衣为红色，以胸背部汗出为甚，伴口干欲饮，小便短黄。同时诉近两年反复舌质溃疡，视其舌质红，苔薄黄，诊其脉大搏指。治以清心泻火，方以导赤散加减。生地黄20g，竹叶8g，川木通10g，人中黄6g，栀子10g，莲子心8g，大豆黄卷10g。服药5剂再诊，汗量减少，汗色转淡。守方7剂，诸症皆失。

评析：回顾一下我前面所说的用导赤散治疗腋汗症，取方导赤散获效的机制所在，结合"暑气通于心"，赤属心，分析的时候可结合手太阳小肠经别走向分析。手太阳经别，在肩关节部从手太阳经分出，向下行入于腋窝部，走向心脏，连系小肠。自然能明白为什么利尿可以清心火，以及辨证立方的要点，在此不多加分析了。但有一点大家要注意，有时候红汗并非都是单一的心火过盛所致，常常夹有其他原因，临床总宜辨证施治，使方与证合，方能取良好疗效。

我们再来看下面这个病例。

某女，22 岁。2006 年 6 月 6 日初诊。诉长期口舌生疮，面颧部红肿，大便秘结。近 1 个月来出现红汗，以腋下为甚。诊见舌红苔黄，脉数。辨证为心火兼胃火。方用犀角地黄汤合栀子大黄汤加减，水牛角片 30g，生地黄 30g，赤芍 10g，牡丹皮 15g，栀子 10g，生大黄 5g。10 剂，水煎服。

10 月 4 日再诊。诉服上方 10 剂后红汗全止，口舌生疮亦未发，于是停药数月。近日红汗复作，但较前明显减轻，伴口舌生疮，面颧部略见红肿，喉中多痰，大便秘，小便短黄，舌红，苔薄黄腻，脉数。予泻黄散合泻心汤加减，藿香 15g，防风 10g，栀子 15g，黄连 10g，黄芩 15g，生大黄 10g，黄柏 15g，砂仁 10g，甘草 10g，熊胆粉 15g，生石膏 20g，浙贝母 40g。1 剂，因患者畏药苦难食，故研末装胶囊，服 1 个月。服上方后电话告曰：红汗、口舌生疮、面颧红肿、大便秘结均已消失，但手足心热，伴腰酸痛，小便黄。予知柏地黄丸加川牛膝、车前子合二至丸以善后。

原按：红汗，又名血汗。《素问·五脏生成》云："诸血者，皆属于心。"《医宗必读》又云："汗者，心之液也。"因此，血汗与心关系密切。此患者长期舌疮，兼红汗，是心火亢盛之征；又因脾胃开窍于口，阳明经循行于面，故口疮；便秘、面颧发红是阳明火旺之象。治宜清心火，泻胃火。唐容川《血证论》针对汗血的治疗亦指出："血者，心之液也……治法宜清心火……胃火亢甚，亦能汗血。"故选用犀角地黄汤清心凉血、清热解毒，栀子大黄汤

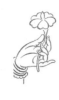
泻阳明实热，诸症皆平。此案与上案相比，除了心火亢盛外，还有阳明火旺之病机。[聂娅. 熊继柏教授辨治汗证的经验. 中医研究，2008（2）：55]

（三）心中如火案——泻火导入小肠

心中烦热，每每责之膈间火热，仲景有栀子豉汤清热以除烦，后人有凉膈散外疏内清，用朴硝、大黄借阳明为出路，以泻下而清撤其火热，荡涤胸膈积热。丹溪从心与小肠相表里入手，其治法又为后世可师之法。

丹溪治一妇，患心中如火，一烧便入小肠，急去小便，大便随时亦出，如此三年，求治。脉滑数。此相火送入小肠经，以四物汤加炒连、柏、小茴香、木通，四帖而安。（《名医类案》）

评析：《灵枢·经脉》云："心手少阴之脉，起于心中，出属心系，下膈，络小肠。"本例"心中如火"属阴虚生内热，"急去小便"，乃心经之火沿经下移小肠，故以四物养肝肾，连、柏泻君相之火，黄连是针对脉滑数而湿热交结的，佐以小茴香、木通，是治火入小肠的向导药，其中小茴香系反佐，合川芎之辛升以行气开郁。丹溪大法，用滋阴药少佐辛香，则滋而不腻；用寒凉药少佐温散，则寒而不凝。用药丝丝入扣，故三年之疾，四帖而安。

（四）舌肿不能言语案——突破清解常规

舌肿一症，常系火毒上攻，或脾胃积热，需在辨证的基础上结合经络循行选方。关思友循经辨治舌肿一案，充分体现了利用经络理论是提高临床疗效的有效途径之一。

甲子仲春，申君之子病舌体肿痛，不能言语。望其舌面中前部有两团紫块突出，颜色紫暗，内无血水，舌尖红，舌体转动不灵。询其素嗜辛辣，不时鼻衄，昨夜忽成斯症。切脉数而有力，乃辨为血热妄行。径投犀角地黄汤，讵料两剂已，未效。家人惶恐，颇有难色，惟申君笃信于余。是夜静思：舌为心之苗，周时之间舌现紫块，是火性之急迫乃能如此者。又据其舌尖红，脉数有力，此为心经实火无疑。然何以投犀角地黄汤不效？细究之，犀角地黄汤虽为清热之剂，然其清心泻火之力不专。首诊辨证虽然大要无误，然而详析邪在何脏则欠精当。于是以导赤散加味，生地黄 30g，木通 12g，竹叶 12g，黄连 10g，甘草 9g，童便为引。不期，一剂紫块即减半，再剂舌面红活无异矣。由此观之，治病不明脏腑经络，开口动手便错。洵非过甚之辞。[关思友. 循经辨证，桴鼓相应. 四川中医，1986（4）：5]

评析：本证属心火上冲于舌，其辨证用方并无大差，犀角地黄汤为清心火凉血正方，为何无效？盖治实邪者，当给邪以出路，或汗、或下、或吐。心开窍于舌，今据手少阴心经与手少阳小肠经相表里，以导赤散利尿以导心火从小便而泻，其取效甚捷当在情理之中。

（五）午时崩漏案——纳支法定病位

根据十二经脉流注纳支法，午时为心经气血最旺之时，很多疾病发作和加重均发生在这个时候，若能加以重视，可以使辨证用药更加精确。

黄某，女，21，学生。1992 年 1 月 6 日初诊。月经来潮近 1 个月未净，每天中午 12 时左右经量多，色红，有小血块，伴心悸气短，心烦，纳差，身软乏力。平素月经正常，舌淡无苔，舌尖较红，脉细数。辨证：中午 12 时左右量多，此正当午时，属心经当令。脉证合参，证属心气虚，因心主血脉，藏神，心气虚则崩漏淋沥不止，心悸气短，夜寐不安。治宜养心安神，益气补血。方以养心汤加减。党参 20g，白术 20g，柏子仁 20g，炒酸枣仁 20g，阿胶 15g，白芍 15g，茯苓 15g，当归 10g，远志 10g，栀子 10g，甘草 6g。服 3 剂血止，余症均减。继服 3 剂，余症均消。后服补心丹数日以巩固疗效，随访未发。[郭世英. 依时辨证治崩漏三例. 陕西中医函授，1997（2）：42]

评析：患者久漏不止，每日在午时加重，午时为气血流注心经之时，结合脉症，断为心气亏虚，投以养心汤而取效。

第11讲　手少阳与手厥阴经络辨证

一、手少阳三焦与手厥阴心包经络概述

（一）手少阳三焦经络系统

1. 手少阳三焦经络系统循行分布（图11-1）

（1）手少阳三焦正经：起于无名指末端（关冲），上行小指与无名指之间（液门），沿着手背（中渚、阳池），出于前臂伸侧两骨（尺骨、桡骨）之间（外关、支沟、会宗、三阳络、四渎），向上通过肘尖（天井），沿上臂外侧（清冷渊、消泺），向上通过肩部（臑会、肩髎），交出足少阳经的后面（天髎；会秉风、肩井、大椎），进入缺盆（锁骨上窝），分布于膻中（纵隔中），散络于心包，通过膈肌，广泛遍属于上、中、下三焦。

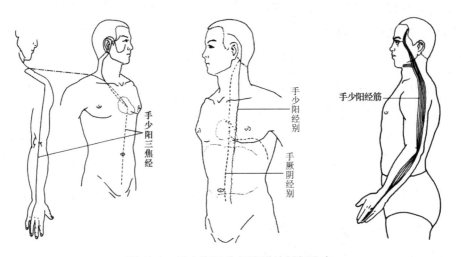

图 11-1　手少阳三焦经络系统循行分布

它的支脉：从膻中上行，出锁骨上窝，上向后项，连系耳后（天牖、翳风、颅息），直上出耳上方（角孙；会颔厌、悬厘、上关），弯下面颊，至眼下（颧髎）。

它的支脉：从耳后进入耳中，出走耳前（耳和髎、耳门；会听会），经过上关前，交面颊，到外眼角（丝竹空；会瞳子髎）接足少阳胆经。

此外，三焦与足太阳膀胱经的委阳脉气相通。

（2）手少阳络脉：手少阳络脉，名外关，在腕关节后二寸处分出，绕行于臂臑的外侧，进入胸中，会合于心包。

（3）手少阳经别：在头部从手少阳经分出，向下进入缺盆，经过上、中、下三焦，散布于胸中。

（4）手少阳经筋：起始于第四手指末端，结于腕背；上沿前臂外侧，结于肘尖；向上绕行于上臂外侧，上肩部，走向颈部，会合手太阳经筋。其分支当下颌角部进入，联系于舌根；一支上下颌关节处，沿耳前，连接目外眦，上达颞部，结于额角。

2. 手少阳三焦经络系统主病

（1）手少阳三焦经病候：本经有了异常变动就表现为下列病症：耳聋，耳鸣，咽峡肿，喉咙痛。

本经所属腧穴能治有关"气"方面的病症：自汗出，眼睛外眦痛，面颊肿，耳后、肩部、上臂、肘弯、前臂外侧均可发生病痛，小指侧的次指（无名指）运用欠灵活。

（2）手少阳络脉病候：实证，肘关节拘挛；虚证，肘关节不能收屈运动。

（3）手少阳经筋病候：可见本经筋循行部位支撑不适，转筋掣引，舌卷。

（4）手少阳经气厥逆病候：手阳明经和手少阳经的经气厥逆，发为喉部痹塞，咽部肿痛，颈项强直。

（5）手少阳经气终绝病候：少阳经脉气绝，耳聋，遍体骨节松懈，两目直视如惊。临死的时候，面色先见青色，再由青色变为白色。

（二）手厥阴心包经络系统

1. 手厥阴心包经络系统循行分布（图 11-2）

（1）手厥阴心包正经：从胸中开始，浅出属于心包，通过膈肌，经历胸部、上腹和下腹，络于三焦。

它的支干脉：沿胸内出胁部，当腋下三寸处（天池）向上到腋下，沿上臂内侧（天泉），行于手太阴、手少阴之间，进入肘中（曲泽），下向前臂，走两筋（桡侧腕屈肌腱与掌长肌腱）之间（郄门、间使、内关、大陵），进入掌中（劳宫），沿中指桡侧出于末端（中冲）。

它的支脉：从掌中分出，沿无名指出于末端，接手少阳三焦经。

（2）手厥阴络脉：手厥阴络脉，名内关，在腕关节后二寸处，出于两筋之间，分支走向手少阳经脉，并沿经向上联系于心包，散络于心系。

（3）手厥阴经别：在腋下三寸处（天池）分出，进入胸腹，分别归属上、中、下三焦，上经喉咙，浅出于耳后，与手少阳经会合于完骨下方。

（4）手厥阴经筋：起始于中指，与手太阴经筋并行，结于肘部内侧；经上臂内侧，结于腋下，分散前后夹两胁。分支进入腋内，布散胸中，结于膈部。（图 11-1）

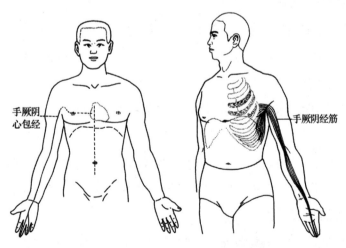

图 11-2　手厥阴心包经络系统循行分布

2. 手厥阴心包经络系统主病

（1）手厥阴心包经病候：本经有了异常变动就表现为下列病症：心中热，前臂和肘弯挛强拘急，腋窝部肿胀，甚至胸中满闷，心跳不宁，面赤，眼睛昏黄，喜笑不止。

本经所属腧穴能主治有关"脉"（心主血脉）方面的病症：心胸烦闷，心痛，掌心发热。

（2）手厥阴络脉病候：实证，见心痛；虚证，见心中烦乱。

（3）手厥阴经筋病候：手厥阴经筋发病，可见本经筋所循行、结聚的部位支撑不适，挛引转筋，以及胸痛，或成息贲病。

（4）手厥阴经气厥逆病候：手厥阴经和手少阴经的经气厥逆，心痛连及咽喉，身体发热，是不可治的死症。

二、手少阳三焦与手厥阴心包经络辨证案例评析

（一）手少阳三焦经络辨证案例评析

每一经均内属于脏或腑，手少阳当内属于六腑之三焦，但有关三焦部位自古至今争论不休，《内经》《难经》伊始，即开争论之端。持《内经》之说者谓之有形，宗《难经》之说者谓其无形。在讨论手少阳三焦经络辨证之前有必要加以简要论述。

1. 从经络循行看六腑之三焦　《素问·六节藏象论》云："脾胃、大肠、小肠、三焦、膀胱者，仓廪之本，营之居也，名曰器，能化糟粕，转味而入出者也。"《素问·五藏别论》亦云："夫胃、大肠、小肠、三焦、膀胱，此五者，天气之所生也，其气象天，故泻而不藏，此受五脏浊气，名曰传化之腑，此不能久留输泻者也。"由此可知，三焦乃"器"，既是营养化源之处，又是糟粕传导之道，故称"传化之腑"。为腑当有形，其位在什么地方？我们可以通过经脉循行得到启示。《灵枢·经脉》云："心主手厥阴心包络之脉，起于胸中，出属心包，下膈，历络三焦。"又云："三焦手

少阳之脉，起于小指次指之端……散络心包，下膈，遍属三焦。"从此段文字看，三焦当有位，其在膈下，即腹中也。后人所说的上焦心肺、中焦脾胃、下焦肝肾，脏腑部位分类之三焦，与六腑之三焦并非一回事。至于温病学的三焦辨证之三焦乃系辨证纲领，与六腑之三焦的概念相去更远。

2. 六腑之三焦的生理功能　《素问·六节藏象论》云："脾胃、大肠、小肠、三焦、膀胱者，仓廪之本，营之居也，名曰器，能化糟粕，转味而入出者也。"从这一段话我们可以得出这么一个结论，六腑之三焦的生理功能之一，也就是六腑的共有功能——传化之腑。传化之腑，所传化者何也？《素问·灵兰秘典论》云："三焦者，决渎之官，水道出焉。"《灵枢·本输》亦云："三焦者，中渎之府也，水道出焉，属膀胱，是孤府也。"《说文解字》说："决者，行流也。"其中"决"字为开、行流之意。渎，《说文解字》曰："沟也"，水沟、水渠之谓。决渎则意为疏通水道。故三焦主持人体水液的输布、疏通和排泄之深意已明。《难经·六十六难》说："三焦者，原气之别使也，主通行三气，经历五脏六腑。"因此，三焦尚有主持诸气、总司人体气化的功能。

3. 六腑之三焦的病理表现　三焦主持人体水液的输布、疏通和排泄，其病则水道不通，气滞形肿。故《灵枢·邪气脏腑病形》云："三焦病者，腹气满，小腹尤坚，不得小便，窘急，溢则水，留即为胀"。《灵枢·九针》云："六府气：胆为怒，胃为气逆哕，大肠小肠为泄，膀胱不约为遗溺，下焦溢为水。"由此可见下焦有时亦作六腑之三焦义也。何以验之？《灵枢·本输》说："手少阳经也。三焦者，足少阳太阴（一本作阳）之所将，太阳之别也，上踝五寸……出于委阳，并太阳之正，入络膀胱，约下焦。实则闭癃，虚则遗溺，遗溺则补之，闭癃则泻之。"此处下焦亦指三焦。可见三焦病则水液排泄失常，蓄积腹中而出现腹胀满，小便量少或不通。

《素问》曰："中满者，泻之于内""下之则胀已"。《普济方》指出："论曰：三焦有水气者，气滞不通，决渎之官内壅也。……治宜导气而行之，气通则水自决矣。"由此，有人认为水蓄腹中之臌胀病，治疗应通调三焦水道，化湿行水。三焦决渎无权，水液滞留蓄积，不从膀胱气化而外溢，积蓄胃肠则成水臌。故通调三焦水道，输化水液，化湿行水，是消除肝硬化腹水的重要手段，此说符合临床。《内经》还记载有三焦咳的症状："久咳不已，则三焦受之，三焦咳状，咳嗽，腹满，不欲饮食。此皆聚于胃，关于肺，使人多涕唾而面浮肿气逆也。"

有关三焦经的病案古今医籍记载的不多，偶有之，其所说之三焦并非经脉络属六腑之三焦。对此，希望后来者能进一步研究。

现摘录三焦经络辨证病案两则，与大家共赏析之。

病案 1　肝硬化腹水案

徐某，男，46 岁。1994 年 6 月 11 日诊。乏力、纳差、腹胀 1 年余，皮肤、巩膜黄染，面色黧黑，肝掌、蜘蛛痣均阳性，腹壁见静脉曲张，腹膨隆，移动性浊音阳性，双下肢高度凹陷性水肿。消化道钡餐证实胃底及食管静脉曲张（中度）；B 超示：肝硬化，腹水，胆结石，肝前腹水 32mm。HBsAg、HBeAg 均阳性，TBIL 124.6μmol/L，PA 30.2%，HA 443.5μg/mL。曾经保肝利尿治疗，疗效不显。今停用其他西药，用徒都子补气丸加减方治疗。海蛤壳 60g，牵牛子、赤茯苓、防己、苦葶苈子、川芎、木通、防风、大黄（炒）、莪术、大腹皮、黄芪、京三棱、桑根白皮、鳖甲（醋炙）、郁李仁、赤芍各 30g。上药共研为末，过 100 目筛，炼蜜为丸如梧桐子大，每丸 2g，每日服 30 丸，分早、晚餐前用米汤送服。1 个月为 1 个疗程。1 个疗程后，病情明显好转，腹胀消退，食欲改进，乏力好转，腹部移动性浊音阴性，双下肢未见水肿，B 超检查证实腹水消失。TBIL 降至 45.2μmol/L，HA 降至 133.9μg/mL，PA 升至 42.6%。后追访 1 年，每 2 个月复查 1 次 B 超，未见腹水复发。

原按：多部唐宋医籍均提及徒都子补气丸，主治三焦病久，腹满为水，腹胀不消，小便不利。方中海蛤壳为主药，清热利胆，化痰软坚散结。由于中晚期肝硬化患者均有不同程度的气滞血瘀及痰瘀癥瘕，治疗当以软坚

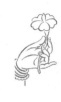

化瘀、活血理气为主，故佐以赤芍、川芎、三棱、莪术、鳖甲行气活血，破瘀散结，配伍黄芪等有健脾养胃之功，鳖甲兼有养阴清热之功，已成为治疗肝脾大常用药。本方消肿利水从上、中、下三焦入手，使三焦气机通畅，水液代谢复常。桑白皮、葶苈子均入肺经，泻肺气，利水消肿，功在上焦；大腹皮、郁李仁、茯苓主入脾、胃经，共奏下气宽中、泻下去积、健脾化湿、利水消肿之功；汉防己主入肾经，利尿消肿。诸药配伍，理气破瘀活血为治本，通调三焦，利水消肿为治标。从三焦病辨治入手，治疗肝硬化腹水收到良效。证明古法辨证仍有一定实用价值。[郭朋，刘士敬. 三焦病与肝硬化腹水. 浙江中医杂志，1997（5）：221-222]

病案 2　三焦咳案

蔡某，男，49 岁。1995 年 8 月 3 日就诊。咳嗽伴头昏头重 20 余日。患者 20 余日前出差，感冒，发热 38.2℃，头昏，咳嗽，腹泻，日 3～5 次。就诊于重庆市某医院，诊为胃肠型感冒，注射庆大霉素 3 天，热退泻止。但咳嗽不愈，咳声重浊，痰白黏稠，头昏头重，头顶如压重物，胸闷，腹胀满，口黏恶心，不渴，纳差无味，小便黄少而灼热，大便似了未了，涩而不畅。舌红，苔薄黄厚腻，脉濡滑。回京后曾到某医院拍胸片未见异常，查肝功正常，服交沙霉素等未见效。中医辨证为三焦咳，证属湿热中阻，肺失宣降。治宜宣畅三焦气机，清热祛湿化痰。方用三仁汤和二陈汤加减，生薏苡仁 30g，杏仁 10g，豆蔻 6g，清半夏 10g，橘红 10g，茯苓 15g，生甘草 3g，滑石 18g，藿香 10g，佩兰 10g，竹叶 10g，厚朴花 10g。服 4 剂后咳减，头昏头重大减，饮食有味，二便畅，舌苔薄黄腻。上方去滑石、厚朴花，加连翘、生焦麦芽、百部，加强清热止咳的作用。又服 5 剂，舌苔薄白，诸症消失。[沈可英. 浅探"三焦咳"的辨治. 河北中西医结合杂志，1996（3）：85-86]

评析：三焦咳的症状，《素问·咳论》记载："三焦咳状，咳而腹满，不欲食饮。"姚止庵注："咳在三焦，则气壅闭而不行，故令腹满而不思饮食。"这种简明扼要的描述，抓住了三焦咳症状的最突出表现，即咳嗽影响到中焦脾胃运化水湿和水谷的功能。中焦是气机升降的枢纽，由此将产生咳嗽以及许多症状。本案四诊合参，患者外感暑热之邪，暑多夹湿，邪侵上焦，肺失宣降而咳嗽。邪犯中焦，气机阻滞，湿热中阻，三焦不畅，不能宣上导下，浊气上扰，故头昏头重如压重物。治宜宣畅三焦气机，清热祛湿化痰。故方用三仁汤分消三焦，宣畅肺气，合二陈汤燥湿祛痰，健运中焦。方与证合，取效当捷。

（二）手厥阴心包经络辨证案例评析

手厥阴心包经络病症，从《灵枢·经脉》记载来看，多与神志改变有关，临床多表现为神昏谵语以及癫、狂、痫，后人治疗这类疾病，多清心开窍、安定心神等。古人认为，心为五脏六腑之大主，不可受邪，心包经代为受之，但在确立治则时又云定位于心，使后人很难理解手厥阴心包的经络辨证。

但温病学家明确指出，"温邪上受，首先犯肺，逆传心包"，热入心包则出现高热、神昏、谵语或昏沉不语等症状。每每以清宫汤、安宫牛黄丸、紫雪丹、至宝丹等清心开窍。但就药味归经来说，未远离走心经的药物，走心包经者，亦走心经。

在治疗立法上，凡热入心包经病症，亦每每采用泻小肠、清心火的方法，亦即导心火下入小肠，使心经热邪从小便而去。像清宫汤（玄参心、莲子心、竹叶卷心、连翘心、犀角尖、连心麦冬）用竹叶卷心，菖蒲郁金汤用滑石，导赤清心汤用细木通等。也就是说，手厥阴心包经的治疗立法有别于其他经的立法，仍以心与小肠相表里为基本的立法依据，通过心与小肠相表里的关系，使有余实邪由小便泻出。很少采用心包经与三焦经相表里的关系确立治疗法则，这是"心包代心受邪"理论临床运用的体现。

对于这种情况，周美启等对古代的经络进行了分析研究，提出"心主二经"论，其论点可从。为什么？一是从藏象学说看，藏象学说认为心包是心之外围，有保护心脏的作用，其生理功能实为心脏的生理功能，隶属于心的生理体系；在病理上，代君（心）行事、受邪，如《医学正传》曰："心包络，实乃裹心之包膜也，包于心外，故曰心包络也。"《灵枢·邪客》说："心者，五脏六腑之大主也，精神之所舍也，其藏坚固，邪弗能容也。容之则心伤，心伤则神去，神去则死矣。故诸邪之在于心者，皆在于心之包络。"

二是从经脉命名看，十二经脉的名称，一般多以手少阴、手太阴等来命名心经、肺经等，如《灵枢·经脉》中心手少阴之脉、肺手太阴之脉等，惟心包经以心主名之。从"心主"作为"心包经"替代名称的应用，可见心包与心密切关联，为心所主持的范畴。《类经》说："心主者，心之所主也。心本手少阴，而复有手厥阴者。"行文中隐含有"心主二经"之意。

三是从两经的循行上看，十二经脉循行，尽管目前多依《灵枢·经脉》所言，"心手少阴之脉……下肘内，循臂内后廉……入掌内后廉，循小指之内，出其端。"说的是心手少阴之脉循前臂内侧后缘即尺侧缘。而此前的《脉书·十一脉》言："臂少阴脉循筋下廉……臂少阴脉起于臂两骨之间之下骨上廉，筋之下……"臂少阴脉即手少阴心脉，其循行路线与《灵枢·经脉》所说的手厥阴心包经极为一致。《灵枢·经脉》说："心主手厥阴心包络之脉……入肘中，下臂，行两筋之间……"前者"循筋下廉"及"起于臂两骨之间"与《灵枢·经脉》"行两筋之间"同义，均指其行掌长肌腱与桡侧腕屈肌腱之间，指出了"心主"行前臂内侧中间及后缘；《灵枢·邪客》也直接说明二经循行的一致性，其曰："包络者，心主之脉也……其余脉出入屈折，其行之徐疾，皆如手少阴心主之脉行也。"且《脉书·十一脉》又言其入心中而与心密切相连，"臂巨阴脉在于手掌中，出臂内阴两骨之间，上骨下廉，筋之上，出臂内阴，入心中。"杨上善注解说："心外有脂，包裹其心，名曰心包。脉起胸中，入此包中，名手厥阴，故心有两经也。心中起者，名手少阴，属于心包，名手厥阴也。"此处明确提出了"心主两经"的概念。

四是从心经的五输穴看，《灵枢·本输》说："心出于中冲，中冲，手中指之端也，为井木；溜于劳宫，劳宫，掌中中指本节之内间也，为荥；注于大陵，大陵，掌后两骨之间方下者也，为腧；行于间使，间使之道，两筋之间，三寸之中也，有过则至，无过则止，为经；入于曲泽，曲泽，肘内廉下陷者之中也，屈而得之，为合，手少阴也。"该篇行文中缺少心包经的井、荥、输、经、合的描述，而其他五脏六腑的井、荥、输、经、合均一一叙述。其中心经的井、荥、输、经、合实乃为现代文献描述的心包经的井、荥、输、经、合之中冲、劳宫、大陵、间使、曲泽。

另外在二经经穴主治方面，亦说明二经的不可分性。《灵枢·经脉》指出，手少阴心经"是主心所生病者，目黄，胁痛，臑臂内后廉痛厥，掌中热痛"。手厥阴心包经"是主脉所生病者，烦心，心痛，掌中热"。均指出二经主治重点是与心有关的内脏病变。而与"心"有关的内脏病证却是手厥阴心包经腧穴的主治重点。此外，心经和心包经在主治方面均主治癫、狂、痫、中风、热病昏迷、失语等神志病变。

由此我们可以理解为什么古人治疗手厥阴心包经病证立法、组方、用药与手少阴心经如出一辙了。有关手厥阴心包经的四肢循行路线上的病症，古代医案很少见，但有关心或心神改变的病案，脏腑辨证和温病学相关病案记载尤多，故不加收录。在此仅收录数例特殊病案，与大家学习。

病案 1 劳宫肿毒案

春夏间乘舟由南向北，途间温毒，愈后感受风湿，内胀外肿，又因寡居肝郁之故，时当夏季，左手劳宫穴匆起劳宫毒如桃大。此症有治热碍湿、治湿碍热之弊，选用幼科痘后余毒归肺，喘促咳逆之实脾利水法，加极苦合为苦淡法，俾热毒由小肠下入膀胱，随湿气一起泻出也。盖劳宫毒属心火，泻心者必泻小肠，小肠火腑非苦不通。腰以下肿当利小便，利小便亦苦淡法也。飞滑石、茯苓皮、黄柏、猪苓、晚蚕沙、黄芩、泽泻、白通草。

（《宋元明清名医类案·吴鞠通医案》）

评析：外科之痈疔疮疡初起，当世为医者常常落入俗套，其治多以清热解毒为法，用方不离五味消毒饮、仙方活命饮之类，较之辨经用方则差一筹也。吴鞠通所治劳宫肿毒一案，颇能给人启迪。此病起系由于湿毒之邪壅于手厥阴心包经所致，其治以苦淡法，苦能清热，以黄柏、黄芩清热解毒；淡能渗湿，以飞滑石、茯苓皮、猪苓、晚蚕沙、泽泻、白通草清利湿热之邪，俾热毒由小肠下入膀胱，随湿气一起泻出也。立法组方可谓独出心裁，绝非一般庸手可及。

病案 2　午未时发热案

刘某，女，24 岁。1982 年 7 月 8 日初诊。发热（38～39.5℃）已 13日，住某医院，经中西医治疗无效。透视、摄片，实验室血、尿、便常规及肝功能、血沉检查，均无异常。经补液加可的松，中药投白虎汤、生脉散、清骨散等罔效。考其初起全天发热，尤重于晨起及中午，近 4天来则移至中午 12 时到下午 4 时以前，到晚上 7～9 时发热又高，其他时间体温正常，伴头晕、口渴、微汗。舌红，苔薄微黄，脉来沉滑略数。认为暑伤阳明，拟白虎汤 3 剂，病无起色，反见小便黄，大便稀，日数次，便时肛门有灼热感。结合发热时间在午、未、戌，定位病在心、小肠、心包经，故拟葛根芩连汤加减。葛根 10g，黄芩 10g，黄连 10g，滑石 10g，白茅根 30g，竹叶 10g，甘草 3g，草豆蔻 10g。水煎服，3 剂，发热消失，诸症悉除。

原按：叶天士称"夏暑发自阳明"，王纶《明医杂著》亦谓："治暑之法，清心利小便最好。"可见暑病病机重在胃、心。白虎汤虽能泻阳明之热，但清心经热邪之功不足，故用之不效。二诊时根据发热时间分析，午时（11～13 时）属心，未时（13～15 时）属小肠，戌时（19～21 时）属心包经，患者初时病在心、胃，用白虎汤后心热未除，成为疾病的主要矛盾。治不得法，心热下移，则影响小肠，故未时发热。心包为心之外围，代心受邪，故戌时发热。至于便泄、肛灼，是因小肠分清泌浊功能受碍，邪热夺路外达之故。葛根芩连汤加白茅根、竹叶、滑石，重在清心利小便，导火下趋而清小肠，葛根尤能兼顾阳明，引邪外达；佐以草豆蔻芳香护胃，以防清浊相混留弊。全方本末兼顾，故能热退身安。[孟琳升. 按时发热治验. 上海中医药杂志，1983（11）：21]

病案 3　午戌时抽搐案

张某，女，33 岁。1989 年 4 月 6 日就诊。孕 5 个月来，每日 11～15 时全身抽搐，其宫底平脐，胎心正常，左少腹压痛拒按，舌质暗，苔少，舌下静脉曲张，脉沉细弦。证为瘀血阻于足厥阴肝经，化火生风，因虑逐瘀有伤胎元，故予小柴胡汤先清肝火。柴胡 20g，黄芩 15g，半夏 15g，党参 15g，甘草 10g，生姜 10g，大枣 3 枚。水煎服，日 1 剂。药行 2 剂，抽搐未再发作，左下腹压痛仍在。至产后 3 个月，偶因气郁，抽搐发作如前，时间移至 20～21 时，且发作前头晕，抽搐后头痛，忽歌忽泣，左下腹压痛更甚。此乃手厥阴心包经脉受邪。病在产后，已无损胎之虑，遂予桃核承气汤增损治之。桃仁 20g，牡丹皮 10g，桂枝 15g，川大黄 15g，白芍 15g，当归 15g，大枣 7 枚，小麦 30g。水煎服，日 1 剂。服 2 剂后，头晕、腹痛减，余症未作，继服 6 剂痊愈。随访未见复发。[衣之标. 定时发病治验四则. 国医论坛，1992（1）：31]

评析：初发抽搐并见左下腹痛，足厥阴肝经"环阴器，抵少腹"，提示病在肝经，证虽属血瘀肝脉，但虑逐瘀有伤胎元，乃以小柴胡汤和解变法。岳美中先生认为子、午乃一日之中阴阳消长转化的关键时刻，凡见定时病发于子、午时者，均应考虑小柴胡汤调和阴阳。患者用小柴胡汤获效，可见岳美中先生所言极是。产后病情又作，发病时间移至戌时，不在午时，已无必要用小柴胡汤了。戌时乃手厥阴心包经行经之时，瘀血阻于经脉，扰及心脉，导致心神失常。治当破血逐瘀。桃仁承气汤主治下焦蓄血，少腹胀满，谵语烦渴，至夜发热，其人若狂。其病症与手厥阴心包所主病症极为相似，且病机相同，故用之效佳。

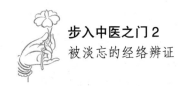
参考文献

1 肖冰，赵长鹰．肝硬化腹水从三焦论治．贵阳中医学院学报，2004，26（4）：6

2 周美启，周逸平．心主二经论．中国针灸，2004，24（4）：272

第 12 讲　足太阴与足阳明经络辨证

一、足太阴脾与足阳明胃经络概述

（一）足太阴脾经络系统

1. 足太阴脾经络系统循行分布（图 12-1）

（1）足太阴脾正经：从大趾末端开始（隐白），沿大趾内侧赤白肉际（大都），经核骨（第一跖骨小头后，太白、公孙），上向内踝前边（商丘），上小腿内侧，沿胫骨后（三阴交、漏谷），交出足厥阴肝经之前（地机、阴陵泉），上膝股内侧前边（血海、期门），进入腹部（冲门、府舍、腹结、大横；会中极、关元），属于脾，络于胃（腹哀；会下脘、日月、期门），通过膈肌，夹食管旁（食窦、天溪、胸乡、周荣；络大包；会中府），连舌根，散布舌下。它的支脉：从胃部分出，上过膈肌，流注心中，接手少阴心经。

（2）足太阴络脉：足太阴络脉，名公孙，在距离足大趾本节后方一寸处分出，走向足阳明经；其支脉进入腹腔，与肠胃相联络。

（3）足太阴经别：从足太阴经脉分出，到达大腿前面，同足阳明经别相合并行，向上结于咽喉，贯通到舌根。

（4）足太阴经筋：起始于大趾内侧端，上行结于内踝，直行向上结于膝内辅骨（胫骨内踝部）；向上沿着大腿内侧，结于股前，会聚于阴器部。向上到腹部，结于脐，再沿着腹内结于肋骨，散布到胸中，在内的经筋则附着于脊柱。

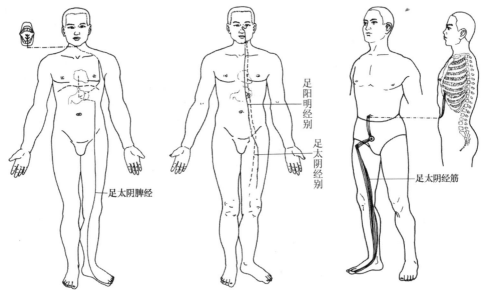

图 12-1　足太阴脾经络系统循行分布

2. 足太阴脾经络系统主病

（1）足太阴脾经病候：本经有了异常变动就表现为下列病症：舌根部发强，食则呕吐，胃脘痛，腹胀，好嗳气，大便或矢气后就感到轻松，全身感到沉重无力。

本经所属腧穴能主治有关"脾"方面的病症：舌根部痛，身体不能活动，吃不下，心胸烦闷，心窝下急痛，大便溏，腹有痞块，泄利，或小便不通，黄疸，不能安睡，勉强站立，大腿和小腿内侧肿、厥冷，足大趾不能运用。

（2）足太阴络脉病候：气厥逆就挥霍缭乱，上吐下泻。实证，见腹部绞痛；虚证，见腹部胀气。

（3）足太阴经筋病候：可出现足大趾支撑不适，牵引内踝作痛，转筋，膝内辅骨痛，股内侧牵引髀部作痛，阴器部有扭转疼痛，并可向上引脐及两胁作痛，且能牵引胸膺和脊内疼痛。

（4）足太阴经气厥逆病候：太阴经厥证，可见到腹部胀满，大便不爽，不思饮食，食则呕吐，不能安卧。足太阴经的经气厥逆，小腿拘急痉挛，心痛牵引腹部。

（5）足太阴经气终绝病候：足太阴脾经之经气竭绝，肌肉松软，舌体萎缩，人中部肿满，口唇外翻。逢甲日就会加重，逢乙日就会死亡。甲、乙属木，脾属土，木能克土的缘故。

（二）足阳明胃经络系统

1. 足阳明胃经络系统循行分布（图 12-2）

（1）足阳明胃正经：从鼻旁开始（会迎香），交会鼻根中，旁边会足太阳经（会睛明），向下沿鼻外侧（承泣、四白），进入上齿槽中（巨髎），回出来夹口旁（地仓），环绕口唇（会人中），向下交会于颏唇沟（会承浆）；退回来沿下颌出面动脉部（大迎），再沿下颌角（颊车），上耳前（下关），经颧弓上（会上关、悬厘、颔厌），沿发际（头维），至额颅中部（会神庭）。

它的支脉：从大迎前向下，经颈动脉部（人迎），沿喉咙（水突、气舍，一说会大椎），进入缺盆（锁骨上窝部），通过膈肌，属于胃（会上脘、中脘），络于脾。

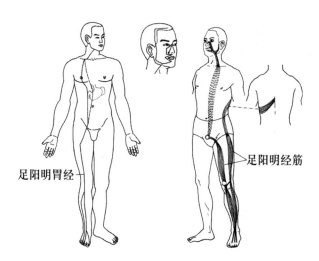

图 12-2　足阳明胃经络循行路线

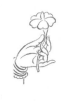
外行的主干：从锁骨上窝（缺盆）向下，经乳中（气户、库房、屋翳、膺窗、乳中、乳根），向下夹脐两旁（不容、承满、梁门、关门、太乙、滑肉门、天枢、外陵、大巨、水道、归来），进入气街（腹股沟动脉部气冲穴）。

它的支脉：从胃口向下，沿腹里，至腹股沟动脉部与前者会合。由此下行经髋关节前（髀关），到股四头肌隆起处（伏兔、阴市、梁丘），下向膝髌中（犊鼻），沿胫骨外侧（足三里、上巨虚、条口、下巨虚），下行足背（解溪、冲阳），进入中趾内侧趾缝（陷谷、内庭），出次趾末端（厉兑）。

它的支脉：从膝下三寸处（足三里）分出（丰隆），向下进入中趾外侧趾缝，出中趾末端。

另一支脉：从足背部（冲阳）分出，进大趾趾缝，出大趾末端，接足太阴脾经。

（2）足阳明络脉：足阳明络脉，名丰隆，在距离外踝上八寸处分出，走向足太阴经；其支脉沿着胫骨外缘，向上联络头项部（会大椎），与各经的脉气相会合，向下联络喉咙和咽峡部。

（3）足阳明经别：在大腿前面从足阳明经分出，进入腹腔之内，属于胃腑，散布到脾脏，向上通连心脏，沿着食管，出于口腔，上达于鼻根和眼眶下部，回过来联系到眼后与脑相连的组织（目系），仍旧合于足阳明经。（图 12-1）

（4）足阳明经筋：起始于足次趾、中趾及无名趾，结于足背；斜向外行加附于腓骨，上结于膝外侧；直行的上结于大转子部；向上沿胁部联系脊柱。直行的上沿胫骨，结于膝部；分支之筋结于腓骨部，并合足少阳经筋；直行的沿伏兔上行，结于大腿部而聚会于阴器。上向腹部而布开，至缺盆处结集；再向上至颈部，夹口旁，会合于鼻旁颧部，向下结于鼻，向上并合足太阳经筋。太阳经筋为"目上纲"（上睑），阳明经筋为"目下纲"（下睑）。另一支从面颊结于耳前部。

2. 足阳明胃经络系统主病

（1）足阳明胃经病候：本经有了异常变动就表现为下列病症：簌簌颤抖发冷，喜欢伸腰，屡屡呵欠，颜面暗黑。病发时厌恶别人和火光，听到木器声音就惕惕惊慌，心慌跳动，独自关闭房门，遮塞窗户而睡，严重的则可能登高而歌，弃衣而走，胸膈部响，腹部胀满。还可发为小腿部的气血阻逆，如厥冷、麻木、酸痛等症。

本经所属腧穴能主治有关"血"方面的病症：躁狂，疟病，温热病，自汗出，鼻塞流涕或出血，口歪，唇生疮疹，颈部肿，喉咙痛，大腹水肿，膝关节肿痛；沿着胸前、乳部、气街（气冲穴部）、腹股沟部、大腿前、小腿外侧、足背上均痛，足中趾不能运用。

凡属于气盛有余的症状，则身体前面发热，有余的症状表现在胃部则消化强而容易饥饿，小便颜色黄。属于气虚不足的症状，则身体前面发冷、寒战，胃部寒冷则感到胀满。

（2）足阳明络脉病候：气厥逆，就会患喉部肿痛，突然音哑。实证，发生癫病，狂病；虚证，见足胫部弛缓无力，肌肉萎缩。

（3）足阳明经筋病候：可出现足中趾及胫部支撑不适，拘紧疼痛，足部僵硬不舒，股前拘紧疼痛，髀前部肿，疝气，腹部筋肉拘紧，向上牵制到缺盆和颊部，突然发生口角歪斜，如有寒邪则掣引眼睑不能闭合，如有热邪则筋松弛使眼睑不能睁开。颊筋有寒使筋脉紧急，牵引颊部致口角移动，有热时则筋肉松弛收缩无力，所以口歪。

（4）足阳明经气厥逆病候：阳明经厥证可出现疯癫样表现，奔跑呼叫，腹部胀满不得安卧，面部赤热，神志模糊，出现幻觉，胡言乱语。足阳明经的经气厥逆，导致喘促咳嗽，身发热，容易惊骇，鼻出血，呕血。

（5）足阳明经气终绝病候：阳明经脉气绝，口眼牵引歪斜而瞤动，时发惊惕，言语混乱失常，面色发黄，其经脉上下所过的部分都表现出盛躁的症状，由盛躁而渐至肌肉麻木不仁，继而死亡。

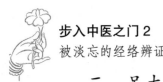

二、足太阴脾与足阳明胃经络辨证案例评析

临床教学中，我喜欢以一些实际病例来启发学生的临床辨证思维，个人认为这样的教学与理论结合起来，可以避免理论和临床相脱节，学生们不会对中医理论感到枯燥。但我发现学生们对涉及辨经用药方面却十分陌生。其实，经络辨证不仅是针灸科大夫应该掌握的辨证方法，也是我们内、外、妇、儿科医生应该掌握的中医基础知识，所异者仅治疗手段不同罢了，彼循经取穴，以针治病；我们是循经辨证，按照循经定位（病位），结合药物归经选药组方而矣。熟练掌握经络辨证与药物归经，对于提高临床疗效是十分有帮助的。

（一）牙痛用白虎汤机理何在

有一次我举了一个牙龈红肿疼痛的病例。这个病例是个牙髓炎的患者，几年前患过同样的病，牙科医生为了减轻牙痛，在牙上打孔以减压，没想打折了一颗牙。近期又患此病，不敢找牙科医生看了，打了 1 周的消炎针，牙依旧痛得受不了，只好找中医看。当时我就给他用了白虎汤加一味细辛，1 剂就痛消。我在课堂上问学生用方之理，几乎没有一个学生能说得明白。其实这是一个非常简单的问题，如果我们能明白阳明经走向的话。

为了使大家更容易理解，先来看看焦树德老教授的一则病例治疗经过。

董某，男，22 岁，工人。一年多来牙龈时常出血，每次发病都需要经口腔科处理，才能缓解。已经一年半未能工作。本次发病后虽经口腔科医生处理，但仍出血不止。住院后又拔除左上门齿 2 个，将其出血处的血管进行结扎、缝合，但术后仍出血不止，影响饮食，经大量止血药物注射、口服等，均不能止血。会诊症见：左上门齿处及牙龈出血，血色鲜红，满口牙龈肿胀，心慌，右头部有随心跳而上冲跳动的感觉，口渴能饮，大便秘结。舌质红，舌苔老黄，脉数，左手弦滑有力，右手弦细略滑。生石膏（先煎）45g，生大黄 6g，知母 9g，黄芩 12g，生地黄 24g，玄参 30g，麦冬 9g，白茅根 30g，大小蓟各 15g，生藕节 30g。水煎服，4 剂。服药后当天夜里出血明显减少，可以安睡。次日大便通畅，头已不晕，血已止。

二诊时在上方中又加生赭石 30 克，旋覆花 9 克，白及 9 克，又服 6 剂，痊愈出院。以后又服药 18 剂，正常工作。此后多次追访，齿衄从未发生。（《中国名老中医药专家学术经验集·第二卷》）

本例是如何辨证的呢？这是个典型的按照经络辨证进行定位（病位）的治疗案例。《灵枢·经脉》记载："大肠手阳明之脉……其支者，从缺盆上颈，贯颊，入下齿中，还出夹口，交人中，左之右，右之左，上夹鼻孔""足阳明胃经之脉……起于鼻之交頞中，旁纳太阳之脉，下循鼻外……**入上齿中**。"可见阳明经的经脉入齿中，齿龈属阳明经（手阳明大肠、足阳明胃）。患者年轻体壮，脉弦滑有力，知是实证，口渴能饮，牙龈出血，苔黄，脉数，知为胃经实热；大便秘结，舌苔老黄，脉滑数有力，是大肠热结之象；牙龈出血色鲜红，结合左手脉大，弦数有力，知是血热妄行；心慌、上冲及后头跳动感，是热炽化火，血随气升，气随血上而致。综观脉症，诊为阳明经（胃和大肠）火热炽盛，血热妄行而致齿衄。经过这样一分析，我们就能明确其治法当然以清泻阳明、凉血止血为主。

本例采用白虎汤合增液承气汤加减，方中以生石膏清阳明经气分邪热，生大黄泻阳明经血分结热为主药，配知母、黄芩入肺、胃二经而助主药清泻阳明火热为辅药。再据治法中有凉血的要求，故又选入生地黄、玄参入肾壮水，凉血降火。考虑到已病了 10 余天，出血又多，大便秘结，舌红，既有手阳明大肠结热的一面，又有出血病久伤津的一面，故再加入肺、胃二经的麦冬凉血生津（合生地黄、玄参、生大黄，为增液承气汤的主要成分），共为佐药。同时根据"急则治其标"的原则，加白茅根、大小蓟、生藕节入胃经以凉血止血为使药。生藕节兼有化瘀的作用，使血止而不生瘀。药与病机相符，故取效甚捷。

通过对焦老这一牙龈出血病例辨治经过的学习，我想大家就不难理解为什么牙痛采用白虎汤能取效，这里我就不再解释了。对于牙痛红肿热痛的病例来说，临床上使用清胃散加细辛常常可以取得非常满意的效果。当然，如果有便秘，常需加用生大黄通腑泻热。

接下来看看我是如何诊治一个老年磨牙症的。

赵某，男，60岁。患者述说近2个月来睡着了就磨牙，看了好几次医生没什么效果，就来找中医。当时视其舌质红，苔黄腻，诊其脉滑，断为阳明经脉有热，热邪动风。为什么？上下牙都为阳明经所系。于是，问诊便从阳明经入手，问大便干结否，患者否认。又问平时有什么其他不适，患者说："平时鼻头喜欢生疮，只要大便几天不解，就准定生疮。"又问平时什么药治疗。说用牛黄解毒丸，只要一用这药鼻疮准好，大便就通畅。再问如何保持大便通畅，患者说一直服用该药。其实，这患者本有便秘一症，只不过为药物所掩盖耳。

归纳其症：磨牙，鼻头易生疮，便结（三症均在阳明胃经），舌质红，苔黄腻，脉滑。病机属阳明郁热，当清阳明胃火。生石膏60g，知母10g，怀山药15g（无粳米），生甘草10g，全蝎3g（研末吞），钩藤25g。5剂而病失。

（二）通腑何以能醒神

临床上对于一些神昏的患者，我们常采取通腑泻浊的办法，可以促进苏醒，这种治疗对中风患者使用尤多。西医研究认为，通腑的药物可以清除氧自由基，减轻脑水肿，改善脑部血液循环。这是西医的说法，学中医的应该用中医的理论去理解。还是先看一个病例。

某女，30岁。发热1周不解，傍晚神志昏糊，头痛项强，呕吐，时有抽搐，谵语，大便秘结，4日未解，小便黄赤，舌干红，脉滑数。医予以增液承气汤，大便解而神清，抽搐停止。

为什么神昏、头痛、呕吐、抽搐等症状通过泻下的方法就能缓解呢？

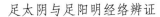

可能有人会说，这患者是阳明燥结，通腑可泻浊，浊邪就不上攻了，当然神就自清了。那我问，神昏病在脑，泻腑通便治在下（阳明胃腑和大肠），脑在上，而胃与大肠在腹，相差甚远，通便和醒神之间怎么联系起来？总得要给人一个满意的说法才行。我想很多人可能答不上来，会说这是古人的经验总结，是被证明有效的治法。这是典型的知其然不知其所以然。

其实中医通腑泻浊的理论基础就是经络，先让我们复习一下足阳明胃经的经络循行，便可真正地理解这种治法的内涵所在。

《灵枢·动输》说："胃气上注于肺，其悍气上冲头者，循咽，上走空窍，循目系，入络脑。"《灵枢·寒热病》说："足阳明有夹鼻入于面者，名曰悬颅，属口，对入，系目本。"《灵枢·经别》说："足阳明之正，上至髀，入于腹里，属胃，散之脾，上通于心，上循咽，出于口，上頞頔，**还系目系**，合于阳明也。"可以明确，足阳明胃经"系目本""循目系，入络脑"。目系是什么？眼球后的经脉网络也，小脉为络。气有经络则行，无经络则散，入络脑者，即足阳明胃脉之小脉网络于脑。不仅如此，足阳明之正还"上通于心"。心主神明，脑为元神之府。六腑以通为用，腑中浊气本应以下行为顺，如果阳明腑气不通，浊气必然不能下行，浊气没有出路，就会妄行，沿经脉逆行向上，扰心，上冲于脑，"其悍气上冲头"，脑为清空，不能为浊邪所害，害则势必出现神昏。通腑之法可使浊邪得以下行，不再上逆，心不为浊邪所扰，脑之清空自能明朗，神自当醒。如此，我们便能得到一个合理的解释了。

由此我们可以举一反三地理解，为什么中风神昏的患者可以采用镇肝息风、开窍醒神的方法取得好的疗效。平肝潜阳的药物也是通过经络发挥作用的，足厥阴肝经"入络脑"。为什么老年痴呆患者神志欠清，可以通过补督益肾的方法，使患者的病情大为改善，其实都是与经络的循行路线分不开的。

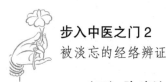

（三）胸痹治胃，其理何在

李某，女，53 岁。2004 年 11 月就诊。左乳内下方疼痛时作 3 月余，胸闷气短，偶尔心悸，伴胃脘胀满，嗳气，口干口苦，双手有晨僵感（20年），二便如常，舌质淡暗，边有齿印，苔薄黄腻，脉沉滑。心电图示：心肌劳损，心律不齐。血压 150/100mmHg，血糖偏高。辨证：胸阳不振，胃失和降。治以宽胸助阳，和胃调中。处方：全瓜蒌 30g，焦槟榔 12g，炒枳实 12g，紫苏梗 12g，干姜 6g，炙甘草 5g，檀香 9g，高良姜 10g，制香附 10g，旋覆花（包）10g，青风藤 30g，威灵仙 15g，生薏苡仁 30g。

原按：中医的辨证应从整体角度看问题，注意脏腑间的相互关系。《素问·平人气象论》云："胃之大络，名曰虚里，贯膈络肺，出于左乳下，其动应衣，脉宗气也。"《灵枢·经别》云："足阳明之正……属胃，散之脾，上通于心。"这就是心病治胃的理论依据。该案胃胸同治，兼顾陈疾，方中甘草干姜汤治胸中冷饮；瓜蒌宽胸降气；薤白辛温滑利，助心阳，利心脉，阳气一振，宗气充足，呼吸心动节律复常（先生言"该快该慢，都恰到好处"）；紫苏梗、厚朴、香附、槟榔、旋覆花、高良姜、檀香等运脾气，和胃气，降痰气，杜绝痰浊生成之源；青风藤、威灵仙、生薏苡仁祛风利湿，散寒化痰，利关节，兼治晨僵痼疾。[陆明. 焦树德先生临床经验及运用. 新疆中医药，2006，24（4）：54]

（四）前额结肿——清胃热以获功

丁某，男，4 岁。1986 年 7 月 22 日就诊。前额疖肿反复发作 2 年，前额生疖 4 个，如花生仁大，红肿，无破溃流脓。2 年来屡服清热解毒中药及使用西药抗生素无效，伴纳呆腹胀，口渴引饮，溲黄便结。舌质红，苔薄黄，脉弦滑。证属足阳明胃经积热循经上攻，经脉郁滞，疖肿形成。治宜清宣胃经之热，佐以消食化滞。方用清胃散加减。川黄连 3g，当归 6g，升麻 4g，陈皮 3g，牡丹皮 6g，神曲 6g，山楂 9g，鸡内金 5g，生石膏（先煎）10g。进药 3 剂，前额疖肿消失，饮食大增，口不渴，腹软而告愈。随访 10 个月，未见复发。

原按：《灵枢·经脉》曰："胃足阳明之脉，起于鼻……上耳前，过客主人，循发际，至额颅。"小儿饮食不节，食滞肠胃，郁而化火，故口渴引饮，溺黄，便结，舌质红，苔薄黄，脉弦滑。脾与胃以膜相连，胃热及脾，故纳呆腹胀。前额乃足阳明胃经循行之处，胃热循经上扰，脉络阻滞，腐血损肌而成疖肿。投以清宣胃热、消食化滞之剂，证治得当，竟获速效。

[罗杰敏. 经络辨证论治举隅. 广西中医药，1987（5）：15]

（五）踝部肿痛——守胃经以祛湿

吴某，男，57 岁。1986 年 12 月 21 日就诊。右足踝关节肿胀热痛反复发作近 3 年，屡服西药"炎痛喜康片"等抗风湿药及局部封闭疗法，均罔效。3 日来右足不能行，内踝肿痛，以解溪、内庭两穴部位为甚。舌暗红，苔黄厚腻，脉弦数。证属足阳明胃经湿热下注，治以清热利湿。方用清胃散加减。升麻 10g，生石膏（先煎）45g，当归身 6g，牡丹皮 10g，金银花 15g，生地黄 15g，蒲公英 20g，川牛膝 15g，木瓜 15g，薏苡仁 12g。连服 3 剂后，步履如常。

原按：《灵枢·经脉》云："胃足阳明之脉……其支者，起于胃口……下循胫外廉，下足跗，入中指内间。"解溪、内庭为胃经穴，足踝为胃经所过。患者多年来嗜食醇酒肥甘，近数天更是一日两餐醇酒，肥甘厚味，酿湿生热，湿热内聚，随经下注关节、穴位，而致足跗热痛，并以解溪、内庭二穴按痛显著。投以清胃散清解胃热，佐以川牛膝、木瓜、薏苡仁清热利湿，正本清源，则邪去正安。[罗杰敏. 经络辨证论治举隅. 广西中医药，1987（5）：15]

（六）巳时崩漏案

按子午流注规律，巳时（9~11 时）为气血流注脾经之时，此时发病或病情加重，尤当注意脾经病变。

苗某，女，20 岁，学生。1988 年 2 月 6 日初诊。月经来潮持续 20 余日不净，尤以上午 10 时左右经量多，伴腰痛，四肢乏力，气短懒言。1986 年 9 月曾患功能性子宫出血，严重时血红蛋白 40g/L，曾在某医院住院月余，血止出院，回家后因劳累旧病复发，并多处求治，曾服中药数十剂后血止。1988 年 4 月初来月经后至今未止，且量多色淡，因主诉每日上午 10 时左右经量更多，改为辨时论治。诊见面色淡白，舌淡无苔，脉缓弱无力。辨证：上午 10 时为巳时，正当脾经值令，脉证合参，属脾虚不能统摄，肾虚不能固本。治宜益气健脾固肾，佐以固摄止血。方用归脾汤加减。黄芪、党参、白术、补骨脂各 20g，山药、仙鹤草、阿胶、茯苓各 15g，龙眼肉、艾叶各 10g，甘草 6g，大枣 10g。服 4 剂后血止，服归脾丸半个月以收后效。3 年后追访，未再复发。[郭世英. 依时辨证治崩漏 3 例. 陕西中医函授，1997（2）：42]

原案分析已很清晰明了，不再赘言。

第13讲　足少阴与足太阳经络辨证

一、足少阴肾与足太阳膀胱经络概述

（一）足少阴肾经络系统

1. 足少阴肾经络系统循行分布（图 13-1）

（1）足少阴肾正经：从脚小趾下边开始，斜向脚底心（涌泉），出于舟骨粗隆下（然谷、照海、水泉），沿内踝之后（太溪），分支进入脚跟中（大钟）；上向小腿内（复溜、交信；会三阴交），出腘窝内侧（筑宾、阴谷），上大腿内后侧，通过脊柱（会长强）属于肾，络于膀胱（肓俞、中注、四满、气穴、大赫、横骨；会关元、中极）。

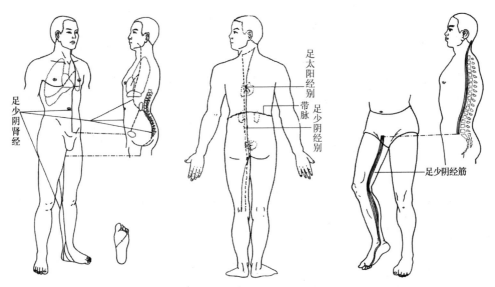

图 13-1　足少阴肾经循行路线

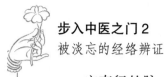

它直行的脉：从肾向上（商曲、石关、阴都、通谷、幽门），通过肝、膈，进入肺中（步廊、神封、灵墟、神藏、彧中、俞府），沿着喉咙，夹舌根旁（通廉泉）。

它的支脉：从肺出来，络于心，流注于胸中，接手厥阴心包经。

（2）足少阴络脉：足少阴络脉，名大钟，在内踝后绕行足跟，走向足太阳经；其支脉与本经相并上行，走到心包下，外行通过腰脊部。

（3）足少阴经别：从本经脉在腘窝部分出后，与足太阳经别相合并行，上至肾脏，在十四椎（第二腰椎）处分出来，归属于带脉，其直行的继续上行，联系于舌根，再出来到项部，仍归入足太阳经。

（4）足少阴经筋：起于足小趾下边，入足心部，同足太阴经筋斜走内踝下方，结于足跟，与足太阳经筋会合；向上结于胫骨内髁下，同足太阴经筋一起向上行，沿大腿内侧，结于阴部，沿脊（脊旁肌肉）里夹脊，上后项结于枕骨，与足太阳经筋会合。

2. 足少阴肾经络系统主病

（1）足少阴肾经病候：本经有了异常变动就表现为下列病症：饥饿而不想进食，面色暗黑像漆炭，咳嗽痰唾带血，喝喝气急，刚坐下就想起来，两目视物模糊不清，心像悬空而不安，有如饥饿之感；肾气虚的容易发生恐怖，心中怦怦跳动，好像有人要捉捕一样；还可发生为"骨"方面的深部气血阻逆，如厥冷、麻木、酸痛等症。

本经所属穴位主治有关"肾"方面的疾病：口热，舌干燥，咽部发肿，气上逆，喉咙发干而痛，心内烦扰且痛，黄疸，腹泻，脊柱、大腿内侧后边痛，痿软，厥冷，喜欢躺着，脚心发热而痛。

（2）足少阴络脉病候：脉气厥逆，可见心胸烦闷。实证，见二便不通；虚证，见腰痛。

（3）足少阴经筋病候：足少阴经筋发病，可见足下转筋，所经过和所结聚的部位有疼痛和转筋的证候。病在足少阴经筋，主要有痫证、抽搐和项背反张等，病在背侧的不能前俯，在胸腹侧的不能后仰，背为阳，腹为阴，阳筋病，项背部筋急，而腰向后反折，身体不能前俯；阴筋病，腹部筋急，而身不能后仰。

（4）足少阴经气厥逆病候：少阴经气厥逆，腹满，呕吐，下利清谷。

（5）足少阴经气终绝病候：足少阴气绝，则骨枯，齿长而垢，发无泽，肉不着骨，则肉软却弱，脉伏。戊笃，己死，土胜水也。

《素问·诊要经终论》：面黑，齿长而垢，腹胀闭。

（二）足太阳膀胱经络系统

1. 足太阳膀胱经络系统循行分布（图 13-2）

（1）足太阳膀胱正经：从内眼角开始（睛明），上行额部（攒竹、眉冲、曲差；会神庭、头临泣），交会于头顶（五处、承光、通天；会百会）。

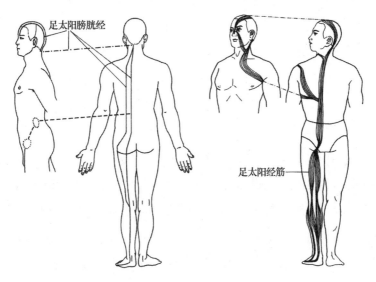

图 13-2　足太阳膀胱经络系统循行分布

它的支脉：从头顶分出到耳上角（会曲鬓、率谷、浮白、头窍阴、完骨）。

其直行主干：从头顶入内络于脑（络却、玉枕；会脑户、风府），复出项部（天柱）分开下行：一支沿肩胛内侧，夹脊旁（会大椎、陶道；经大杼、风门、肺俞、厥阴俞、心俞、督俞、膈俞），到达腰中（肝俞、胆俞、脾俞、胃俞、三焦俞、肾俞），进入脊旁筋肉，络于肾，属于膀胱（气海俞、大肠俞、关元俞、小肠俞、膀胱俞、中膂俞、白环俞）。一支从腰中分出，夹脊旁，通过臀部（上髎、次髎、中髎、下髎、会阳、承扶），进入腘窝中（殷门、委中）。

背部另一支脉：从肩胛内侧分别下行，通过肩胛（附分、魄户、膏肓俞、神堂、譩譆、膈关、魂门、阳纲、意舍、胃仓、肓门、志室、胞肓、秩边），经过髋关节部（会环跳穴），沿大腿外侧后边下行（浮郄、委阳），会合于腘窝中（委中），由此向下通过腓肠肌部（合阳、承筋、承山），出外踝后方（飞扬、跗阳、昆仑），沿第五跖骨粗隆（仆参、申脉、金门、京骨），到小趾的外侧（束骨、足通谷、至阴），下接足少阴肾经。

（2）足太阳络脉：足太阳络脉，名飞扬，在外踝上七寸处分出，走向足少阴经脉。

（3）足太阳经别：从足太阳经脉分出，进入腘窝中，一支在骶骨下五寸处分出，进入肛门，属于膀胱，散布联络肾脏，沿脊柱两旁的肌肉，到心脏部进入散布开；直行的一支，循脊部两旁的肌肉上行，进入项部，仍归属于足太阳经。（图 13-1）

（4）足太阳经筋：起始于足小趾，上结于外踝，斜上结于膝部，下方沿足外侧结于足跟，向上沿跟腱结于腘部；其分支结于小腿肚（腨内），上向腘内侧，与腘部一支并行上结于臀部；向上夹脊旁，上后项。分支入结于舌根。直行者结于枕骨，上向头项，由头的前方下行到颜面，结于鼻部。分支形成（目上纲），下边结于鼻旁。背部的分支，从腋后外侧结于肩髃部位；一支进入腋下，向上出缺盆，上方结于完骨（耳后乳突）；再有分支从缺盆出来，斜上结于鼻旁部。

2. 足太阳膀胱经络系统主病

（1）足太阳膀胱经病候：本经有了异常变动就表现为下列病症：头重痛，眼睛要脱出，后项像被牵引，脊背痛，腰好像折断，股关节不能弯曲，腘窝好像凝结，腓肠肌像要裂开；还可发生外踝部的气血阻逆，如厥冷、麻木、酸痛等症。

本经所属腧穴能主治有关"筋"方面的病症：痔，疟疾，躁狂，癫痫，头囟后项痛，眼睛昏黄，流泪，鼻塞多涕或出血，后项、背腰部、骶尾部、膝弯、腓肠肌、脚等处发生病痛，小脚趾不好运用。

（2）足太阳络脉病候：实证，鼻塞，鼻流清涕，头痛背痛；虚证，鼻流清涕，鼻出血。

（3）足太阳经筋病候：足太阳经筋发病，可见足小趾支撑不适和足跟部掣引疼痛，腘窝部挛急，脊背反张，项筋拘急，肩不能抬举，腋部支撑不适，缺盆中如扭掣样疼痛，不能左右活动。

（4）足太阳经气厥逆病候：足太阳经厥证，上为头肿发重，下为足不能行走，发作时眼花跌倒。足太阳经气厥逆，僵仆，呕血，善衄。

（5）足太阳经气终绝病候：太阳经脉气绝，两目上视，身背反张，手足抽掣，面色发白，出绝汗，汗则亡。

二、足少阴肾与足太阳膀胱经络辨证案例评析

（一）中老年人足跟痛非小病——宜峻补肾精

足跟痛，医学上称为"跟痛症"，其特点是清晨下地的第一步足跟部疼痛厉害，有的活动几分钟后，疼痛反而消失。当坐下来休息一段时间，再次站立时又会出现疼痛。这种情况有时可以自然消失，有时可以持续数日至数月，尤其以中老年妇女最为常见。

中医该怎么辨证呢？秦伯未在《中医临证备要》中指出："**足跟疼痛，不红不肿，不能多立、多走，属肝肾阴血不足，虽系小病，治宜峻补。**"可为要言不繁。其所示方鹿角胶丸（鹿角胶、鹿角霜、熟地黄、人参、牛膝、茯苓、菟丝子、白术、杜仲、龟甲、当归、虎骨）和立安丸（牛膝、杜仲、补骨脂、黄柏、小茴香）在临床上辨证使用，屡试不爽。

足跟痛为什么要峻补肾精呢？就足跟结构而言，筋、骨、肌肉交错，

其因机亦不相同，虽然治疗应在辨病基础上辨证论治，但无不与肾关系密切。因肾为"作强之官，伎巧出焉"，主骨生髓，"**肾足少阴之脉……循内踝之后，别入跟中。**"正常情况下，肾中精气充沛，循经滋养足跟，则足跟得养，自无疼痛不利之忧。若肾精不足，无力生髓充骨，足跟失养则疼痛乃发。是故足跟痛一症，每有肾精不足者。除足跟痛外，常伴见其他见症，如腰酸、耳鸣、两目干涩等，此时从肾论治，多有良效。

下面看一则病案，这个患者爱好中医，可以说对中医很有研究，看过我的《步入中医之门》后找到我为他诊治，现在我们常常交流中医，已成忘年之交。

陈某，男，60 岁。2008 年 2 月 28 日初诊。患足跟痛如针刺半年，近 1 个月来病情加重，两足跟不能着地，足跟负重则痛不可忍，先后经西医止痛药、中药汤剂等治疗，均无效验。诊见足跟疼痛如针刺，行走、站立时疼痛即作，行动困难，外观皮色不变，压痛明显，两下肢扪之不温。舌质淡红，苔黄腻，脉濡。证属肾精不足，元阳亏虚，足跟失养，兼夹湿邪。拟补肾温阳，兼祛湿热。处方：淫羊藿 10g，仙茅 6g，补骨脂 10g，骨碎补 10g，沙苑子 10g，桑寄生 15g，当归 20g，苍术 10g，薏苡仁 15g，牛膝 10g。7 剂，水煎，头两煎内服，第三煎先熏后洗患足。7 剂后病情减半，再服 7 剂，足跟痛即痊愈。

本例患者除足跟痛外，尚有下肢不温，舌苔黄腻，脉濡，断为肾精不足，元阳亏虚，足跟失养，兼夹湿邪。方用淫羊藿、仙茅、补骨脂、骨碎补、沙苑子、桑寄生补肝肾、温元阳，当归养血活血以通络，苍术、薏苡仁、牛膝清利湿热。全方标本兼治，故取效甚捷。

肾精又分肾阴、肾阳，临床上总宜辨证分治，阴虚者可在左归丸的基础上化裁，肾阳虚或以右归丸进退。有骨质增生者可加软坚之品，筋脉拘挛者佐以舒筋缓急，寒湿客于经脉者又当散寒以祛湿，种种加减，均不离益肾的基本大法。

（二）难以理解的浮游之火——导龙入海治法的理论基础

浮游之火，又称"龙雷之火""无根之火"，命门火衰，阳虚不能守舍所致。常见腰膝酸软、头晕耳鸣、烦热、脉大而空、或形寒、下肢冷甚、小便频数、滑精早泄、脉沉细无力等下焦肾虚寒证，同时又有头痛、齿目咽喉疼痛、吐衄咳血、面赤升火、低热、口舌生疮、烦躁失眠等虚火上浮于上焦证候。

先看一个病例。

某女，72 岁。患口腔溃疡 10 年余，诊为复发性口腔溃疡，曾长期口服清热解毒药物，效果不明显。2003 年 5 月 5 日来我院就诊。刻诊：形体消瘦，营养不良，倦怠乏力，饮食不振，口腔两颊、舌边均可见多个溃疡点，表面覆盖淡黄色假膜，周围充血，自觉灼痛。舌体薄，舌质淡红，少苔，脉细数。熟地黄 15g，山药 15g，山茱萸 6g，茯苓 15g，炙附子（先煎）10g，肉桂（后下）1g，党参 20g，白术 15g，甘草 10g，当归 15g，白芍 20g，百合 15g，鸡内金 20g，僵蚕 15g。每日 1 剂，水煎，分 3 次口服。半个月后饮食增加，乏力减轻，口腔溃疡基本消失。继服 7 剂，巩固疗效。随访 1 年未复发。[石志超，安照华. 审因辨证治口糜，岂能一味清热毒. 中国社区医师，2006（10）：32-33]

复发性口腔溃疡属中医口疮、口糜、口疳等范畴，临床以口腔黏膜发红、溃烂为特征。现代医学认为是一种最常见的口腔黏膜疾病。通常人们认为是"火气大"所致，常投牛黄解毒片、牛黄上清丸、牛黄清胃丸等清热解毒、苦寒清下药物，常不奏效，反耗伤正气，以致肾阳亏虚，水寒太盛，龙雷之火无以潜藏，上越离位，变为无根浮游之火，扰动上窍。因此，凡是治疗头面五官疾病，证见下焦虚寒、上焦虚火者，多可用引火归原的方法。

为什么下焦阳虚导致的浮游之火易产生上焦诸窍的疾病呢？其实，这还是通过经络发生的病变。《灵枢·经脉》云："**足少阴肾经……其直者……**

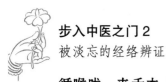

循喉咙，夹舌本。"又"**肾主骨**""**齿为骨之余**"。《素问·阴阳应象大论》提到肾"**在窍为耳**"，《灵枢·脉度》又指出："**肾气通于耳，肾和则耳能闻五音矣。**"下焦虚寒逼无根之浮火循经上冲于诸窍，发生口腔溃疡、舌质糜烂等症。而元阳亏虚，肾水失于温煦，水寒暗生才是实质。为医者不能只看到表象，用清热泻火中药更伤元阳，因此疾病更加缠绵。浮游之火本应潜于寒水之中，而今浮游在上，因此口腔喜欢凉水含噙，喜欢凉食，以使浮火得以暂时安静。热食则容易引动浮火妄行，因此不喜欢热食。但一般都有下焦虚寒的表现，一旦把这个法眼看透，着眼患者元阳亏虚的本质进行治疗，则效如桴鼓。

治法上，《景岳全书·杂证谟》曰："如寒极生热而火不归原，即阴盛格阳，假热证也，治宜温补血气，其热自退。"《医学心悟》曰："肾气虚寒，逼其无根失守之火浮游于上，当以辛热杂于壮水药中，导之下行，所谓导龙入海，引火归原。如八味汤之类是也。"

但对附子、肉桂的使用，一般初学者不能理解。附子、肉桂属于温里药，而温里药易耗阴动血，口糜多是虚火上炎，应用附子、肉桂是否有冲突呢？

张元素云："附子以白术为佐，乃除寒湿之圣药，又益火之源，以消阴翳……"《本草汇言》云："诸病真阳不足，虚火上升，咽喉不利，饮食不入，服寒药愈甚者，附子乃命门主药，能入其窟穴而招之，引火归原，则浮游之火自熄矣。"肉桂"下行走里之物，壮命门之阳，植心肾之气，宣导百药，使阳长则阴自消……"方中应用少量附子、肉桂，引火下行，治疗虚火上炎之口舌生疮，效果显著。但应用中**一定要注意用量，肉桂常用量为 1g 或更少，一般不超过 3g，否则易致温燥**。也可使用吴茱萸、附子、干姜、肉桂粉剂，用水、醋或蜂蜜调制，外敷于涌泉、关元等穴位，取其温肾固本、引火归原、上病下取、导火下行之意。

在调治肾中阴阳的方药中，以少量肉桂或附子作为佐使以导龙入海，引其归宅，是为引火归原法。但要注意，浮游之火系无根之火，与肾阴虚之虚火上炎在临床上有明显的不同，阴虚火旺者虽亦有肾虚症状，但不会见到虚寒表现，多有口干、盗汗、手足心热、舌质红、脉细数等表现。

（三）慢性咽炎为何滋肾阴降火有效

对于一些慢性咽炎之类的咽部疾患，西医常苦无良策，中医采用清热消肿、润喉止痛的方法，疗效有时常不理想。但我们根据患者咽干、局部干红不肿而施以滋肾阴降火润喉，常常却效出意外，为什么？这是根据足少阴肾经"**循喉咙**"确立的大法。

不仅慢性咽炎，而且上焦口、舌、牙五官疾患，多有因下焦肾阴虚，虚火沿经上窜所致者，治疗要点在于益肾补精，清降虚火。《景岳全书·杂证谟》曰："虚火之与假热，其气皆虚……如阴虚生热者，此水不足以济火也，治当补阴，其火乃熄。"虚火上炎，必滋其水，所谓壮水之主，以镇阳光，如六味地黄汤之类是也。注意虚火与下焦的龙雷之火不同，详见上文。此类患者临床比比皆是，下面的病例系我临床记录的。

张某，女，35 岁。2006 年 5 月初诊。患者口腔反复溃疡 2 年，再发加重 1 周。患者口唇内、两颊内等部位可见数个散在溃疡，周围微红微肿，有少量脓性分泌物，伴腰酸膝软、失眠等症状。舌红少苔，脉细数。证属肾阴不足，虚火上炎。治宜滋阴补肾，滋阴降火。方以知柏地黄汤加减。知母 6g，黄柏 6g，生地黄 20g，麦冬 10g，玄参 15g，山茱萸 10g，牛膝 10g，茯苓 10g，泽泻 10g，怀山药 15g，甘草 6g。水煎服，日 1 剂。5 剂病愈大半，继服 7 剂而痊。

《灵枢·经脉》曰：足少阴肾经"其直者，从肾上贯肝、膈，入肺中，循喉咙，夹舌本"。该患者久病伤及肾阴，阴不济阳，虚火上炎，上炎口舌而致口舌溃破，正如《寿世保元》所云："口疮连年不愈者，虚火也。"故予滋肾阴、降虚火而获效。

临床上要注意，虚火上炎导致的口腔溃疡，与脾胃伏火、心肝之火上

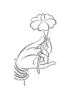
炎之实证，在症状上有明显不同。虚火上炎导致的溃疡常常是微红微肿，甚至不红肿；而实火上炎所致的多有明显的红肿热痛。同时下焦肾经虚火所致者常有典型的肾阴虚，虚火上炎症状，如腰酸膝软、头晕、手足心热、舌红少苔、脉细数等。当采用"阳病治阴"的方法，即养阴以配阳，滋阴而降火。切不可以苦寒之剂清热泻火。

更有暗哑一症，缓起者多从肺、肾入手辨证，急起者多从外感邪气求治。但也有寒邪循经伤肾者，可用麻黄附子细辛汤。治"暴哑声不出"，清代名医张石顽颇有体验，《张氏医通》曰："若暴哑声不出，咽痛异常，卒然而起，或欲咳而不能咳，或无痰，或清痰上溢，脉多弦紧，或数疾无伦，此大寒犯肾也，麻黄附子细辛汤温之，并以蜜制附子噙之，慎不可轻用寒凉之剂。二证寒热天渊，不可不辨也。"确是从实践中来。盖足少阴之经脉循喉咙，夹舌本，肺为声音之门，而肾实为呼吸之根。如寒邪犯肾，多成此疾。

下面我们看一则《扶阳讲记》中的案例。

某男，教师，56岁。平素身体壮实，2个月前突然大雪，穿衣少而受寒，出现头痛、项强、恶寒表证，连服解热镇痛片 3 片，出了大汗，头痛减轻，第二天发现声音全哑，迭治无效。刻诊：倦怠，头痛，项强，身痛，微微恶寒，咽痛。舌质淡红，苔薄白，脉沉紧。四诊合参，证系寒客太少二经，治宜宣肺温肾，用麻黄附子细辛汤加减。制附片（先煎 2 小时，去其麻味）75g，麻黄 15g，辽细辛 15g，生姜 60g。1 剂，汗大出，诸症减轻，声音能发出一点，2 剂声音如常。

评析：此案患者已过中年，阳气逐渐衰落，突感外寒，病邪由太阳直入少阴，足少阴肾之脉"其直者，从肾上贯肝膈，入肺中，循喉咙"，加之西药发汗过度，更伤其阳，肺窍更加闭塞，以致声音暴哑。其病机关键在于少阴经脉凝闭，故用麻黄附子细辛汤获效。在此当注意，火神派多出自四川，川人喜辛辣，对于辛温之品颇能耐受，是故附、桂等用量极大，学者宜取其法，然需因时、因地、因人而调整用量。日人矢数道明、藤本健皆曰："汉方之秘不可告人者，即在剂量。"

（四）阴茎短小治当补肾

阴茎短小是指成年男子阴茎短而小，男性体征退化的一种病症，有时会影响正常性交，多由先天禀赋不足或后天损伤肾气而致。

金某，男，25 岁，干部。患者幼时健壮，11 岁时患结核性脑膜炎，此后发育迟缓，19 岁起逐渐性喜娴静，阴茎、睾丸逐渐缩小，阴毛稀疏，伴双下肢轻度浮肿，神疲乏力，体态偏胖。因羞于启齿，未治。半年后全身浮肿，某医院检查为甲状腺、肾上腺皮质、性腺功能减低。以甲基睾丸素、六味地黄丸治疗未效。刻诊：神疲乏力，形体偏胖，面肢浮肿，面部娇嫩，皮肤细腻，乳房发育，阴茎短小，阴毛稀少，睾丸食指头大小，声音尖细，脉沉细，尺脉弱。证属肾气虚衰，精血不足。拟填补先天，扶持后天。予自拟补肾填精汤，药用：紫河车 50g，生地黄 100g，熟地黄 100g，白术 100g，枸杞子 100g，当归 100g，阳起石 100g，胡桃肉 200g，黄芪 100g，人参 100g，五味子 100g，山药 100g，山茱萸 100g，巴戟天 100g，牛膝 100g。水浸一宿，煎 3 次，加龟甲胶、鹿角胶、阿胶各 150g，收膏，每日 3 次，每次服一汤匙，开水冲服。服用 2 个月后基本恢复正常。后用归脾丸合六味地黄丸交替服用 3 个月以巩固疗效，病告痊愈，至今身体健壮。[赵晓琴. 中医药治疗男科疑难病验案举隅. 上海中医药杂志，2007（4）：16]

评析：《灵枢·经筋》云："足少阴之筋……并太阴之经筋，而上循阴股，**结于阴器**，循脊内夹膂上至项，结于枕骨……"本病多由先天禀赋不足，或后天脾肾亏虚而致。此病例为肾气虚衰，脾阳馁弱，故精血不足，阴茎短小，阴毛稀少，疲乏身软，面浮肢肿。治以补肾健脾，填充精血，以补先天、扶持后天之法，予自拟补肾填精汤加减，效果良好，值得研究。

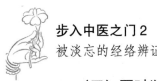
（五）酉时发病勿弃肾经

下面两例疾患病位不同，病证不同，然皆从肾论治而取效，皆从纳支法入手进行辨证。

病案 1　酉时目痛案

刘某，男，10 岁。患儿 3 岁时，酉时在院子里玩耍，突然左目有进入灰尘感，疼痛流泪，到某医院检查，未发现异物。此后每天下午酉时目痛，痛即睡觉而缓解。曾多次到市级医院检查，视力左 1.2，右 1.2，外眼及眼底均未见异常。处方润舒眼药水、维生素 B_1，用药 1 月余效果不显。于1998 年 5 月 28 日就诊。症状同上，每天下午左目疼痛，畏光，痛即睡觉，不能吃晚饭，不能看电视，面色无华，食欲可，口吐涎沫，二便调，舌质淡，苔薄白，脉缓弱。治以自拟助阳活血汤，人参、川芎、赤芍、车前子、五味子、甘草各 6g，茯苓、当归各 10g，附子 3g，细辛 1.5g，生姜 3 片。水煎，日 2 次服。服上方 9 剂，目痛大减，能看电视 1 小时，能吃晚饭。效不更方，原方续服 9 剂，目痛愈，惟口吐涎沫。原方加苍术 10g，服 9剂后吐涎沫愈。因麦收停药 8 天未痛，以后又微痛，原方加夏枯草 6g，服9 剂而告愈。随访至今，未再复发。

原按：本案为阳虚目痛，酉时气血流注肾经，患儿阳虚之体，虽酉时得天时正气之助，仍不足以推动血行，致气虚血瘀，目珠失养，"不荣则痛"。正如清代王清任所说："元气既虚，必不能达于血管，血管无气，必停留而瘀。"《内经》云："肝开窍于目"，又"人卧血归于肝"，血归于肝，目珠得养而痛止。故患儿每痛即上榻而眠。患儿诸症均为阳气虚，故方中人参大补元气；附子入肾经，回阳气，散阴寒，乃命门主药；细辛散寒止痛；当归补血活血止痛；赤芍祛瘀止痛；川芎活血行气止痛；茯苓健脾安神；车前子清肝明目；甘草调和诸药；五味子滋肾生津；夏枯草补养血脉，禀纯阳之气，故治目痛如神。总之，本着"虚则补之"的原则，调补阴阳，使其"阴平阳秘"而目痛自愈。[马庆璋. 子午流注辨证治验 3 则. 陕西中医，2001

（4）：247]

病案 2　酉时崩漏案

张某，女，23 岁。1987 年 1 月 6 日初诊。诉月经提前半个月来潮，每日下午 6 时左右量多，现已月余未净，色暗，无血块，伴腰膝酸软，而来诊治。平素月经正常，舌红少苔，脉沉、两尺弱。辨证：下午 6 时左右正当酉时，属肾经值令，脉证合参，证属肾精虚，下元不固，肾气虚不能摄血。治宜补肾益气，兼以理血止血。方用肾气丸加减。熟地黄 20g，黄芪 20g，山药、山茱萸、白术、茯苓各 10g，女贞子、墨旱莲、仙鹤草各 12g。水煎服。3 剂后血止，腰膝酸软亦减，后用六味地黄丸 1 周以善后，随访未复发。[郭世英. 依时辨证治崩漏三例. 陕西中医函授，1997（2）：42–43]

评析：酉时气血流注旺于少阴肾经，兼见腰酸膝软，舌红少苔，脉沉迟而弱，当属肾阴亏虚。故方用熟地黄、山茱萸、山药益肾气，二至丸滋肾阴，仙鹤草化瘀止血，黄芪、茯苓补后天，使气血生化有源，以充先天。全方配伍精简，但面面俱到，是以获良效。

（六）背脊疾患宜辨经而治

背脊部为足太阳膀胱经、督脉循行之所，太阳经与少阴经相表里，所以背部疾患每多从膀胱、督脉、肾经入手。

病案　背脊痛案

余某，女，51 岁，干部。1988 年 4 月 6 日初诊。患者近 3 年来背部经常疼痛，曾经数医治疗，多从风湿论治，然无显效。现疼痛下及尾闾，上连颈项，俯仰不利，头后枕部亦痛，全身重滞，天阴下雨时疼痛加剧，饮食尚可，大便溏软，小便清利。舌淡，苔薄白，脉浮细。综合脉症，病在太阳和督脉二经。方用：桂枝 10g，白芍 10g，葛根 10g，白术 10g，苍术 10g，薏苡仁 10g，羌活 10g，附子（先煎）10g，淫羊藿 10g，炙甘草 10g，生姜 3 片，大枣 12 枚。3 剂后疼痛减轻，药中病机，守方再进。春

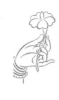
节前随访，云二诊 5 剂药后，背痛未再发作。[舒鸿飞. 经络辨证拾零. 南京中医学院学报，1992（3）：38]

评析：患者身痛虽因风湿而致，但湿在何处，如不明辨，势必用药泛泛。前医祛风胜湿少效，盖缘于此。从经脉的循行上看，《灵枢·经脉》说："膀胱足太阳之脉……其直者，从巅入络脑，还出别下项，循肩膊内，夹脊，抵腰中……其支者，从腰中下夹脊。"《难经·二十八难》云："督脉者，起于下极之俞，并于脊里，上至风府，入于脑。"背脊两侧及后项为太阳经脉所过，督脉循行于背脊正中线。从病史上看，患者因天热睡竹床起病，故诊病在太阳及督脉二经。用桂枝汤加羌活、葛根以治太阳，加淫羊藿、附子以温督脉，用苍术、白术、薏苡仁祛湿。数剂而愈，并非偶然。

下面再接着看我诊治的一个病案。患者是个 35 岁的女性，在报社工作。到了夏天，办公室里长期开着空调，而她坐的位置，背正对空调，空调吹着当然舒服，但寒邪也就慢慢地吹入了她的体内。到了去年冬天，这病就发出来了，每天感到背部寒冷异常，每晚都梦见自己睡在冰上，常常被冻醒。她以为到了 4、5 月份天气暖和后，病情就会好转，可是到了 6 月份，病情依旧如故，没办法就来看病了。听了患者的描述，我就断定是寒伤太阳经脉了，但督脉起始于小腹部当骨盆的中央（胞宫），亦行背部，若寒邪伤及督脉，必产生宫寒，问诊便从月经入手。患者说，病后月经一直不调，每月经来腹痛，喜温喜按，经行有很多紫暗血块。舌质淡嫩，苔白，脉沉细。即以温补督脉、辛散太阳经脉寒邪为原则组方。

桂枝 10g，仙茅 10g，淫羊藿 10g，制附片 10g，鹿角霜 20g，细辛 3g，当归 10g。

患者服方 5 剂后复诊，说背寒症愈，问是否要继续服药。处方遂改为芎归胶艾汤加附片、制香附等味，告之每月月经前服 5～7 剂中药以调经。连用 2 个月，诸症皆失。可见，掌握好经络学说，不仅对于处方用药不可少，而且对四诊亦很重要。

第14讲　足厥阴与足少阳经络辨证

一、足厥阴肝与足少阳胆经络概述

（一）足厥阴肝经络系统

1. 足厥阴肝经络系统循行分布（图14-1）

（1）足厥阴肝正经：从大趾背毫毛部开始（大敦），向上沿着足背内侧（行间、太冲），离内踝一寸（中封），上行小腿内侧（会三阴交；经蠡沟、中都、膝关），离内踝八寸处交出足太阴脾经之后，上膝腘内侧（曲泉），沿着大腿内侧（阴包、足五里、阴廉），进入阴毛中，环绕阴部，至小腹（急脉；会冲门、府舍、曲骨、中极、关元），夹胃旁边，属于肝，络于胆（章门、期门）；向上通过膈肌，分布胁肋部，沿气管之后，向上进入颃颡（喉头部），连接目系（眼球后的脉络联系），上行出于额部，与督脉交会于头顶。

它的支脉：从目系下向颊里，环绕唇内。

它的支脉：从肝分出，通过膈肌，向上流注于肺（接手太阴肺经）。

（2）足厥阴络脉：足厥阴络脉，名蠡沟，在距内踝上五寸处分出，走向足少阳经脉，其分支经过胫骨部，上行到睾丸，结在阴茎处。

（3）足厥阴经别：从足背上足厥阴经分出，向上到达外阴部，和足少阳经别会合并行。

（4）足厥阴经筋：起始于足大趾的上边，向上结于内踝前方，向上沿胫骨内侧，结于胫骨内髁之下，再向上沿大腿内侧，结于阴器部位而与诸筋相联络。

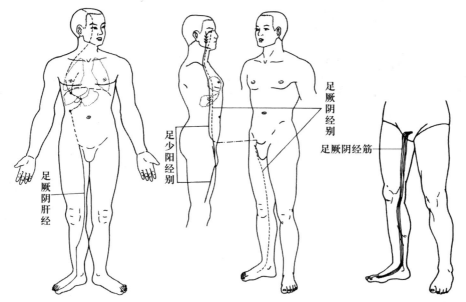

图 14-1　足厥阴肝经络系统循行分布

2. **足厥阴肝经络系统主病**

（1）足厥阴肝经病候：本经有了异常变动就表现为下列病症：腰痛，前俯后仰受限，男人可出现小肠疝气，妇女可出现小腹部肿胀，严重的则咽喉干，面部如蒙灰尘，脱了血色。

是主肝所生病者，胸满，呕逆，飧泄，狐疝，遗溺，闭癃。

（2）足厥阴络脉病候：气厥逆则睾丸肿胀，突发疝气。实证，见阳强不倒；虚证，见阴部暴痒。

（3）足厥阴经筋病候：足厥阴经筋发病可见足大趾支撑不适，内踝前部疼痛，内骨处亦痛，大腿内侧疼痛转筋，前阴不能运用。若房劳过度，耗伤阳精则阳痿不举，伤于寒邪则阴器缩入，伤于热邪则阴器挺长不收。

（4）足厥阴经气厥逆病候：厥阴经厥证，可见到少腹肿痛，腹胀满，大小便不利，喜欢采取屈膝体位睡卧，前阴萎缩而肿，小腿内侧发热。亦可见筋挛，谵言。

（5）足厥阴经气终绝病候：足厥阴肝经经气竭绝，筋脉挛缩拘急、不能活动，舌体卷屈，睾丸上缩。逢庚日就会加重，逢辛日就会死亡。庚、辛属金，金克木也。

（二）足少阳胆经络系统

1. 足少阳胆经络系统循行分布（图 14-2）

（1）足少阳胆正经：从外眼角开始（瞳子髎），上行到额角（颔厌、悬颅、悬厘、曲鬓；会头维、和髎、角孙），下耳后（率谷、天冲、浮白、头窍阴、完骨、本神、阳白、头临泣、目窗、正营、承灵、脑空、风池），沿颈旁，行手少阳三焦经之前（经天容），至肩上退后，交出手少阳三焦经之后（会大椎，经肩井，会秉风），进入缺盆（锁骨上窝）。

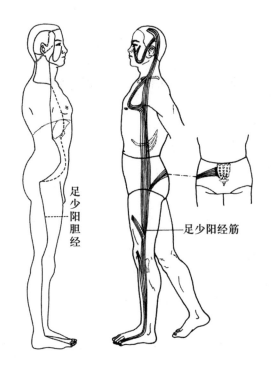

足少阳胆经

足少阳经筋

图 14-2　足少阳胆经络系统循行分布

它的支脉：从耳后进入耳中（会翳风），走耳前（听会、上关；会听宫、下关），至外眼角后；另一支脉：从外眼角分出，下向大迎，会合手少阳三焦经至眼下；下边盖过颊车（下颌角），下行颈部，会合于缺盆（锁骨上窝）。由此下向胸中，通过膈肌，络于肝，属于胆；沿胁里，出于气街（腹股沟动脉处），绕阴部毛际，横向进入髋关节部。

它的主干（直行脉）：从缺盆（锁骨上窝）下向腋下（渊液、辄筋；会天池），沿胸侧过季胁（日月、京门；会章门），向下会合于髋关节部（带脉、五枢、维道、居髎、环跳）。由此向下，沿大腿外侧（风市、中渎），出膝外侧（膝阳关），下向腓骨头前（阳陵泉），直下到腓骨下段（阳交、外丘、光明、阳辅、悬钟），下出外踝之前（丘墟），沿足背进入第四趾外侧（足临泣、地五会、侠溪、足窍阴）。

它的支脉：从足背分出，进入大趾趾缝间，沿第一、二跖骨间，出趾端，回转来通过爪甲，出于趾背毫毛部，接足厥阴肝经。

（2）足少阳络脉：足少阳络脉，名光明，在距离外踝上五寸处分出，走向足厥阴经脉，向下联络足背。

（3）足少阳经别：从足少阳胆经分出，绕过大腿前侧，进入外阴部，同足厥阴经别会合；分支进入浮肋之间。沿着胸腔里归属于胆，散布肝脏，贯心中，夹着食道与咽，浅出于颐颔，散布在面部，联系眼后的目系，当外眦部与足少阳经脉会合。（图 14-1）

（4）足少阳经筋：起于第四趾，上结于外踝，再向上沿胫外侧结于膝外侧。其分支另起于腓骨部，上走大腿外侧，前边结于伏兔（股四头肌部），后边结于骶部。直行的经侧腹季胁，上走腋前方，联系于胸膺和乳房，结于缺盆。直行的上出腋部，通过缺盆，走向太阳经的前方，沿耳后上绕到额角，交会于头顶，向下走向下颔，上方结于鼻旁，分支结于外眦，成"外维"。

2. 足少阳胆经络系统主病

（1）足少阳胆经病候：本经有了异常变动就表现为下列病症：嘴里发苦，好叹气，胸胁痛不能转侧，甚则面孔像蒙着微薄灰尘，身体没有脂润光泽，小腿外侧热，还可发为足少阳部分的气血阻逆，如厥冷、麻木、酸痛等症。

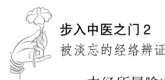

本经所属腧穴主治病症：如头痛，颞痛，目外眦痛，缺盆（锁骨上窝）中肿痛，腋下肿，如"马刀侠瘿"等症，自汗出，战栗发冷，疟疾，胸部、胁肋、大腿及膝部外侧以至小腿腓骨下段"绝骨"、外踝的前面，以及各骨节都酸痛，小趾侧的次趾（足无名趾）运用欠灵活。

（2）足少阳络脉病候：实证，足部厥冷；虚证，下肢瘫痪，不能起立。

（3）足少阳经筋病候：可见足第四趾支撑不适，掣引转筋，并牵连膝外侧转筋，膝部不能随意屈伸，腘部经筋拘急，前面牵连髀部，后面牵引尻部，向上牵及胁下空软处及胁部作痛，向上牵引缺盆、胸侧，颈部所维系的筋发生拘急。如果从左侧向右侧维络的筋拘急时，则右眼不能张开。因此筋上过右额角与跷脉并行，阴阳跷脉在此互相交叉，左右之筋也是交叉的，左侧的维络右侧，所以左侧的额角筋伤，会引起右足不能活动，这叫维筋相交。

（4）足少阳经气厥逆病候：少阳经厥证，可见到突然性耳聋，面颊肿而发热，两胁疼痛，小腿不能运动。

（5）足少阳经气终绝病候：少阳经脉气绝，耳聋，遍体骨节松懈，两目直视如惊。临死的时候，面色先见青色，再由青色变为白色，继而死亡。

二、足厥阴肝与足少阳胆经络辨证案例评析

（一）足厥阴肝经络辨证案例评析

足厥阴肝经经络辨证的医案很多，所涉及的病种也非常多，细心研究这些验案，颇能给人以启迪。下面我们就按足厥阴肝经的经络起始和循行部位讲解一些精彩的该经经络辨证案例。

病案1　气沿腿冲少腹——症奇辨证却不难

在学习《中医诊断学》的时候，常常听老师说，有其内必形诸外，脏腑气血失调，每每可以表现在体表，通过什么表现出来呢？就是通过经络。经络内联脏腑，外络肢节，既是气血运行的通路，也是病理信息传递的途

径。下面的这个病例充分反映了经络的这种功能特点。

某女，52 岁。47 岁开始月经不调，至 49 岁经断。在这期间伴随月经或前或后，或多或少，或数月不来，或一月再现。同时出现每日不管是夜寐，还是午睡，或是打盹片刻，只要一醒，睁目瞬间自觉有一股气从大腿内侧直冲小腹，至腹自散，所过之处有一种热感灼痛。绝经之后，这一症状一直存在至今。舌质正常，舌苔薄白，脉弦兼细。北柴胡 12g，条黄芩 6g，台党参 8g，生龙牡各 30g，肉桂心 3g，清半夏 10g，云茯苓 15g，远志肉 10g，炙甘草 3g，大红枣 5 枚。凉水浸半小时，煮沸，待水减半时汤成。日 3 次，夜间 1 次，温服。服药 3 剂，数年之恙顿除。随访至今，未见复发。

原按：人寐则血归于肝，闭目则卫从睛明由外入里；人寤则血出于肝，睁目则卫从睛明由里布外。人之荣卫，虽由心肺所主，但由肝调。"妇人以肝血为先天之本"，肝血下注血海以调节经血。更年期时，天癸将竭，精血已亏，水不涵木，由之肝血不足，阳气偏亢，阳盛则热，热盛则灼，趁人寐醒睁目之时，循足厥阴经上扰，"肝足厥阴之脉……**循股阴……抵小腹……**"自觉有一股气从大腿内侧直冲小腹，至腹自散，所过之处有一种热感灼痛。欲清透此热，须从足厥阴转入足少阳而解；欲补益先天之肾精，须从后天中焦脾胃生化以完成；欲使神魂安宁，须用重镇祛痰之药。拟柴胡加龙骨牡蛎汤化裁调之。药证相符，故其效卓著。［巩春良. 循足厥阴经灼热 1 例. 河北医科大学学报，2004（6）：367］

病案 2　妇人生殖之患——亦需从肝论治

足厥阴肝经"环阴器"，足厥阴之别"结于茎"，足厥阴之筋"结于阴器"。因此，前阴之病，诸如阳痿、早泄、血精、阳强、前列腺疾病、疝气、睾丸肿胀，甚至生殖器发育不良，其治不离肝经。不仅男子如此，妇人生殖疾患，常见的如子宫肌瘤、卵巢囊肿，以及附件炎等，尽管疾病不

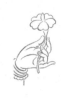
同，但从中医经络学说上看，均与肝经有关。因此，治疗必须考虑经络走向进行选药。

陈某，女，36 岁，已婚。患者 9 年前出现少腹两侧疼痛，某医院诊断为右侧附件炎性包块，屡经中西医治疗，腹痛时轻时重，疗效不显。近半年来病势日重，月经量少。现月经已净 2 日，右侧少腹疼痛，黄带多，口渴，便结，舌暗红，苔薄黄，脉弦。妇检：子宫后位正常大，活动差，压痛（＋）。附件：左侧（－），右侧可触及一约 3cm×2cm 包块，质软，压痛（＋＋）。B 超探查：子宫右后上方见一 3.5cm×2.4cm 暗区回声，边界模糊，壁厚。提示：后侧附件炎性包块。此为热郁血瘀，积久成癥。治宜疏肝清热，活血消癥。方用柴枳败酱汤加味，柴胡 9g，枳实 9g，赤白芍各 12g，甘草 3g，三棱 9g，莪术 9g，败酱草 30g，红藤 15g，丹参 15g，香附 12g，牛膝 9g，大黄 9g，延胡索 12g，乳没各 15g，生水蛭 6g，生鸡内金 9g。水煎服。另以红藤液灌肠。治疗 1 个月，共服药 25 剂，诸症消失。妇检：子宫后位，正常大，无压痛，右侧附件增粗无压痛，左侧附件（－）。B 超复查：右侧附件未见异常。[冯宗文，刘颖，刘云鹏. 治疗盆腔炎性包块的经验. 江西中医药，1994（4）：10-11]

评析：《灵枢·经脉》云："肝足厥阴之脉……循股阴，入毛中，环阴器，抵小腹。""是动则病：腰痛不可俯仰……妇人少腹肿。"盆腔炎性包块属中医癥瘕范畴，多见于已婚妇女，一般有急慢性盆腔炎史或妇科手术史，常表现为两少腹疼痛，按之明显，常伴腰痛，或伴有月经失调、痛经、不孕、带下等症。妇科检查：一侧或两侧附件增粗增厚，可触及包块，压痛明显。B 超可见炎性包块回声。因此，盆腔炎性包块临床表现与足厥阴肝经病候基本一致，宜从足厥阴肝经论治。结合黄带多、口渴、便结、舌暗红、苔薄黄、脉弦，当为湿热内阻，气机不畅；一侧或两侧附件增粗增厚，可触及包块，为久病入络、积瘀为癥之象。方用四逆散疏肝理气，加三棱、莪术、大黄、丹参、延胡索、乳没、生水蛭、生鸡内金活血消癥；

予败酱草、红藤清热化湿；香附理气止痛。张锡纯曰："三棱、莪术非但以之消癥瘕也"，而水蛭"善破冲任中之瘀"，用其"治妇女月闭、癥瘕之证"，"无论脏腑何处有积，鸡内金皆能消之，是以男子疝癖、女子癥瘕，久久服之，皆能治愈。"（《医学衷中参西录》）此四味当谨记。

《素问·刺腰痛论》说："厥阴之脉令人腰痛，腰中如张弓弩弦。"腰虽属于肾，而肝肾同源，肝主疏泄，若郁怒伤肝，木失条达，则肝气郁结，经脉不通而成痛证。临床所见如男性前列腺炎、疝气，女性附件炎、盆腔炎等疾病，见腰骶胀痛、痛引少腹、脉弦，均可从肝经论治。

病案 3　妇人丑时阴缩——依时定经温肝

周某，女，56 岁。1984 年 4 月 14 日初诊。患者 3 日前凌晨 1 时左右，阴户收缩，拘紧内引，同时自觉心和双手也随之抽搐牵引，约 3 分钟后复常。以后每夜到时又发，且发作时间略有增加，往往不能入睡。查其面色白，舌淡，脉细弱。为寒客厥阴，治宜温肝散寒。药用：吴茱萸 15g，当归 12g，肉桂 5g，党参 15g，荔枝核 15g，橘核 15g，小茴香 12g，乌药 12g，艾叶 12g，木瓜 15g，甘草 6g。服药 1 剂，诸症减轻，继服 1 剂，痊愈。[李兆秀. 学习子午流注点滴体会. 新中医，1981（1）：31]

评析：妇人定时阴缩并伴抽搐牵引，在临床上并不常见，足厥阴肝经"过阴器"，足厥阴之筋"结于阴器"，其脏腑定位首先考虑肝，加之丑时发病，丑时为肝主时。因此，可以明确其病位在肝经，伴见面色白、舌淡、脉细弱，发病在夜半，为寒邪最盛之时，当断为寒客厥阴肝脉，所用药物基本为温肝之品，药证相符，故 2 剂而愈。

病案 4　突发性呃逆——和胃气勿忘调肝

某男，81 岁。既往有冠心病、糖尿病史。于 2004 年 5 月 4 日入院治疗。6 月 5 日，患者在与家人争执后突发呃逆不止，伴右胁胀满，饮食难进，痛苦难当，经针灸治疗无效。舌淡暗，苔薄白，脉弦。此由肝气犯胃、胃失和降、胃气上逆所致。以延年半夏汤化裁，半夏 15g，枳实 15g，吴茱萸 7g，桔梗 7g，生姜 5g，槟榔 20g，鳖甲 10g，生龙牡各 30g。仅服 1 剂，呃逆即止，饮食如常。至患者 8 月 16 日出院未复发。

原按：此呃逆一症，系由郁怒伤肝，肝失疏泄，横逆犯胃，胃失和降，气逆上冲所致。辨证为肝气犯胃的要点有：病起于郁怒；肝经"布胁肋""夹胃，属肝"，有胁肋胀满。治疗应以疏肝和胃、重镇降逆为法。延年半夏汤为《古今录验》方，载于《外台秘要》，由半夏、生姜、吴茱萸、鳖甲、槟榔、枳实、桔梗、前胡、人参组成。而延年半夏汤在组方用药上恰与该病病因病机及治法相符，故用之效如桴鼓。用于治疗心胃疼痛之症。

[张晓雷. 延年半夏汤运用体会. 中国中医药信息杂志，2006（2）：75]

病案 5　乳头风（乳房湿疹）——治乳病当分肝胃经

马某，女，25 岁。1990 年 3 月 7 日就诊。哺乳之期，肆纵啖食，湿热内生，不得泄越，盘踞于中，滥熏于乳，斯为乳头风。刻诊：乳头皲裂灼痛，乳晕糜烂渗液，并结黄痂，痂脱质底潮红，继烂流液，痒痛不休，小便色黄，舌苔腻，脉滑数。当清泄肝热，和化湿浊。药用：蒲公英 20g，连翘 15g，赤茯苓 15g，萆薢 15g，滑石 15g，僵蚕 16g，栀子 12g，半夏 12g，龙胆草 9g，木通 6g。外用三黄洗剂。3 日后渗液灼热痒痛减轻。咸知气机宣畅，湿热有下行之机，治当理湿分浊，以防泛滥再起。姑拟除湿胃苓汤加减，外涂青黛散，仅治 1 周获效。

原按：足阳明与足厥阴经络达于乳，故人常言乳头属肝，乳房属胃，乳若有病变，调理肝胃，诸疾则除，殊属经验之谈。设肝经郁火，胃中有湿，火性炎上，浊阴不降，湿热并走于上，壅遏其间，则成乳房湿疹。当清泄肝经、和化浊湿为治。方用龙胆草、黄芩、栀子、连翘、木通苦寒直折清热，赤茯苓、泽泻、萆薢、滑石、半夏、荷叶、僵蚕和化湿浊，使阳明湿热有下行之机，厥阴难肆虐作祟之能，岂有不愈乎？[栾佩岳. 湿疹按经

络部位遣药治案举要. 中医药研究, 1992 (5): 35–36]

病案 6　面唇水肿——行气解郁肿自消

面部疾患多从阳明胃经入手, 脾开窍于唇, 唇疾多从脾经诊治, 面唇水肿从肝经论治, 可谓独具匠心。

王某, 男, 23 岁, 农民。月余前始因婚姻不遂, 郁郁成疾, 胃脘满闷胀痛, 口苦, 纳呆, 便秘, 面颊及口唇浮肿, 口角糜烂, 张口不能。曾先后服用活血化瘀、利水及抗过敏中西药物无显效。诊见面部浮肿, 口唇肿甚, 唇周色紫暗, 口角糜烂渗水。舌质淡红, 苔黄干, 脉弦数。证属肝郁化火, 脾胃蕴热。治宜疏肝解郁, 清热泻火。处方: 柴胡 12g, 川芎 10g, 香附 15g, 枳壳 10g, 大黄 9g, 黄连 12g, 香橼 12g, 佛手 12g, 牡丹皮 15g, 紫草 12g, 栀子 12g, 防风 9g, 黄柏 12g。服药 5 剂, 面唇肿胀明显减轻, 大便通畅, 胸脘满闷消失。后以本方为主加用苍术、薏苡仁等渗湿收敛之品, 调服半个月, 病获痊愈。

原按: 该病发于情志不遂, 肝气郁结, 气能载津行水, 气郁则水湿停聚为肿。水停面唇, 乃因 "**足厥阴肝之脉……其支者, 从目系, 下颊里, 环唇内**" 之故。肝郁日久导致瘀血内结, 故见唇周色紫暗; 肝郁化热侵及脾胃, 故胸脘满闷胀痛; 湿热交结胃腑, 腑气不通故便秘、口苦、纳呆。用柴胡疏肝散疏肝理气解郁为主, 佐以清热泻火之大黄、黄连、黄柏、栀子, 凉血活血之牡丹皮、紫草, 使郁除气行则肿自消, 郁解火泻则热自清。[刘秀蓉, 周伟. 柴胡疏肝散加减临证应用 3 例. 内蒙古中医药, 1998 (3): 38]

病案 7　重症舌颤——镇肝风不离常法

2002 年 2 月初, 余随医疗组至门头沟区妙峰山镇为村民医疗服务。时见几人拥一老妪来诊。见其舌体外露, 震颤不已, 言语不清。细细问诊, 老妪年七十有六, 发病已 3 个月有余, 曾到市内多家大医院求治未果, 头颅 CT 检查及颈颅多普勒检查未发现脑血管病灶，血压 154/80mmHg，既往无高血压病史，心肺听诊均正常。据家人讲，发病之前曾生气郁闷，多日烦躁，不思饮食，甚至哭喊，血压也较前增高，后见舌体外露，不停哆嗦、转动、震颤，夜间稍好，纳少，食后又发，伴口干，耳鸣，时头晕，大便发干，小便色黄。细查舌体红绛无苔，按其脉右虚，左弦略数。当时便按肝风内动治裁，拟镇肝熄风汤加减。处方：怀牛膝 30g，生赭石（先煎）30g，生龙牡（先煎）各 15g，生龟甲（先煎）15g，生白芍 15g，玄参 15g，天冬 15g，天麻 6g，柴胡 6g，生麦芽 9g，青蒿 9g，甘草 6g。5 剂，水煎服。另予天麻丸 10 袋，每日 2 次，1 次 1 袋含服。

患者依此法进 5 剂后，病情明显好转，又自购 5 剂继服。半个月后来院告知，已全然康复。2 月 28 日来院复诊，患者确已痊愈，恐其年老、年高水亏，又宗原法加山茱萸 6g，熟地黄 30g，山药 12g。5 剂，水煎服，以巩固疗效。[刘世兴. 重症舌颤治验 1 则. 北京中医杂志，2003（2）：41]

评析：《灵枢·经脉》曰："肝者筋之合也，筋者聚于阴器，而脉络于舌本。"患者病起郁怒，以致肝风内动，病发舌体外露，不停哆嗦、转动、震颤，兼见口干，耳鸣，时头晕，大便发干，小便色黄，舌体红绛无苔，按其脉右虚、左弦略数，当为年老肝肾阴亏，水不涵木，复因郁怒，以致肝阳上亢，治当滋水涵木，镇肝息风。选方镇肝熄风汤，药物颇合病机，故随手取效。

病案 8　四白穴痛——弃胃经治取厥阴

许某，男，60 岁。1998 年 8 月 2 日初诊。左侧鼻翼旁四白穴偏外处疼痛 20 日，日轻夜重，痛处不移，痛如火灼，瞬间即愈，性情急躁易怒，热则痛甚。中西医调治半个月，有时疼痛减轻，然移时痛复如故。刻下：症如上述，望舌质红，苔黄腻，舌下络脉色紫，切脉弦而有力。循经辨证，认为系湿热瘀阻肝经，致使经气不通。治宜清肝利湿，佐以活血通络，理气止痛。处方：甘草 10g，柴胡 13g，栀子 12g，黄芩 12g，木通 7g，泽泻

30g，生地黄 30g，当归 30g，丹参 30g，龙胆草 15g，车前子（包煎）30g。3 剂，水煎服。另取全蝎 15g，蜈蚣 3 条，共研细面，分 6 包，每次 1 包，日服 2 次，温开水送服。1 个月后患者陪同他人来诊，告知服上方后，一剂知，二剂痛失，痊愈。

原按：从循经辨证着眼，足厥阴肝经"其支者，**从目系下颊里，环唇内**"，考虑到足厥阴肝经经过鼻旁，其循行正好经过疼痛处，而非足阳明胃经循行处。审查兼症，伴有性情急躁易怒，怒则痛甚，望舌质红，苔黄腻，切脉弦而有力，故认为系湿热瘀阻肝经，致使经气不畅所致。是以从清肝利湿热着手施治，投以龙胆泻肝汤，因舌下脉络色紫，且阵阵灼痛，痛处不移，故加丹参活血化瘀，疏通经脉。据临床经验，对于痉挛性疼痛，予以止痉散解痉止痛，每收卓效。本案循经辨证，标本兼治，用药贴切，是以效捷。[康进忠. 关思友主任医师运用经络辨证治疗疑难病经验. 河南中医，2005（11）：17-18]

病案 9　头顶痛——厥阴寒浊上壅巅顶

杨某，女，40 岁。1976 年 2 月 28 日就诊。于去年 11 月 10 日猝然头顶痛，有沉重感，服藁本、羌活、防风则痛剧目眩，服熟地黄、枸杞子、山茱萸则痞闷呕恶，服柴胡、川芎、白芷则头痛如裂。近周胀痛难忍，自觉头顶处如冷风吹，呕吐清涎，呃逆频作，纳差，神疲，大便稀，日 2 次，小便清。舌质淡，苔白滑，脉细弦迟。证属厥阴寒浊上壅巅顶。治宜暖肝降逆，化浊和中。用《医学见能》加味吴茱萸汤增损之。吴茱萸 6g，党参9g，茯苓 9g，桂枝 9g，法半夏 9g，赭石 12g，白芍 6g，沉香（后下）3g，麦芽 9g，甘草 3g，大枣 3 枚，生姜 3 片。服 6 剂，头顶痛除，沉重及冷风吹状大减，呕呃俱平，精神不振，纳食略增，面色少华，舌质淡，苔白滑，脉细弦缓。以原方去赭石、沉香、法半夏，加当归 12 克，进 5 剂而愈。

原按："肝足厥阴之脉……连目系，上出额，**与督脉会于巅**。"肝脉与督脉会于巅顶，厥阴肝经寒浊之邪循经上壅巅顶，清阳不展，脉络凝涩，则头顶作痛。清代吴仪洛《成方切用》说："厥阴之脉夹胃，干呕吐沫，里寒内格也；厥阴之脉上巅，头痛，寒气上逆也。"用加味吴茱萸汤去细辛，加赭石平肝降逆，沉香温中降逆，麦芽疏肝健脾。二诊为寒邪未尽，气血已亏，去赭石、法半夏、沉香之沉降，加当归补血养肝，病趋痊愈。此方实从《伤寒论》吴茱萸汤化裁而来。[彭述宪. 头痛治肝医案八则. 云南中医学院学报，1992（1）：38]

病案 10　丑时腿痛——弃常法依时辨治

闫某，女，58岁，农民。腿痛10年，加重15天。患者于10年前开始腿痛，屡治不愈。15天前因大怒左膝关节及足刺痛加重，固定不移，每夜零时开始疼痛难忍，呻吟不止，至6时缓解。曾多次到市级医院检查，未见异常。经服西比灵（氟桂利嗪）、注射祖师麻注射液等，疼痛加重。于1996年2月28日就诊。症见：面色青暗，食欲不振，二便调，腿痛时皮肤灼热，内感骨凉，屈伸不利，行走困难。舌质暗红，苔薄白，脉沉细涩。为气滞血瘀，不通则痛。治用活络效灵丹（《医学衷中参西录》方）加减，当归15g，丹参15g，熟地黄15g，黄芪15g，乳香3g，没药3g，川芎10g，延胡索10g，片姜黄10g，桃仁6g，附子6g，桂枝12g。水煎2次服。服上方3剂，腿痛大减，食欲增。原方加附子4g，川牛膝12g，服3剂痊愈。随访至今，未再复发。

原按：此案为丑时气血输注肝经，正邪交争而发病。肝主疏泄，主藏血。当肝气郁滞，经络闭阻，血行不畅，气血瘀滞，不通则痛，故治以活血化瘀，通络止痛。方用活络效灵丹，治气血凝滞；加红花、桃仁、川芎、片姜黄活血祛瘀；桂枝、附子温经通阳；延胡索活血行气止痛；川牛膝补肝肾，引药下行；黄芪益气养血；熟地黄养血滋阴，补肾益精髓，意在祛瘀不伤血。诸药合用，瘀祛络通痛止而病愈。[马庆璋. 子午流注辨证治验 3则. 陕西中医，2001（4）：247]

（二）足少阳胆经络辨证案例评析

在临床上治疗气机失调，常见足少阳胆经络辨证的案例，有失眠、头痛、心悸等多种病证，下面我们一起学习一些典型病案。

病案 1　胆心综合征案

胆心综合征是胆囊炎引起的心绞痛、心律失常及心电图缺血性改变等一系列心功能紊乱的症候群。对此症候群，西医会感到没什么好办法，而中医在这方面很有优势。

陈某，女，56 岁。1996 年 3 月 20 日初诊。因反复发作右上腹疼痛半年余，伴胸闷、心慌 1 个月而就诊，并伴纳呆恶心，大便干，尿黄。血象中白细胞 12.6×10^9/L，中性粒细胞 0.80。心电图示窦性心律、T 波改变。B 超示慢性胆囊炎、胆结石。舌红，苔腻，脉弦。证属湿热内蕴，胆胃不和，热扰心神。治以清热利胆，和中安神。方用黄连温胆汤加减。黄连 3g，黄芩 10g，生大黄 10g，竹茹 10g，枳实 10g，姜半夏 10g，茯苓 20g，金钱草 30g，炙鸡内金 10g，炙远志 10g，陈皮 10g，生甘草 6g。服上药 5剂，右上腹痛好转，纳谷增，无恶心呕吐，无胸闷、心慌，大便日行 1 ~ 2次。复查心电图正常。服药 15 剂后右上腹痛消失。[谈晓琴. 黄连温胆汤临证举隅. 江西中医药，2003（6）：33]

评析：从中医角度怎么去认识这个病呢？中医认为人体是一个统一的整体，人体气血津液的运行、脏腑器官的功能活动及相互之间的联系和协调，均通过经络系统的运输传导、联络调节的功能才能得以实现。胆与心通过经络相互依存。《灵枢·经别》记载："足少阳之正……别者入季胁之间，循胸里，属胆，散之，上肝贯心"。《灵枢·经脉》曰："胆足少阳之脉……以下胸中，贯膈……循胁里……其直者，从缺盆下腋，循胸，过季胁。"胆与心关系密切。正如《遵生八笺》所述："心主火，胆主水，火得水而灭，故胆大者心不惊；水盛火煎，故胆小者心常惧。"可见，只有胆的功能正常，疏泄调畅，精汁清净，心主血脉、主神明等功能才正常。反之，则导致心系疾病的发生。

四诊合参，察其舌红，苔腻，脉弦，为痰热之象，且心慌时出现纳呆、恶心、大便干等胃失和降之征，正属胆经痰热犯胃扰心，故用黄连温胆汤加金钱草、鸡内金、大黄、远志等清痰湿、化郁热、利胆和胃宁心而使病愈。

病案 2　蛛网膜下腔出血案

王某，女，59 岁。1989 年 4 月 22 日入院。7 天前劳动时突发头痛，项强，恶心呕吐，在某医院经脑脊液、CT 检查诊为蛛网膜下腔出血。经降低颅内压、止血、抗感染等治疗，病情稳定。遂邀中医会诊，症见精神淡漠，头晕而痛，颈项强直，时有呕吐。近 3 天来每天下午发热恶寒，心烦不宁，时或谵语，大便 3 日未解，小便短赤。舌红，苔薄腻微黄，脉弦细。拟清胆化痰，和胃畅中。方选蒿芩清胆汤化裁治之。青蒿 20g，黄芩 10g，竹茹 10g，枳实 10g，青黛 10g，茯苓 12g，葛根 12g，柴胡 12g，半夏 8g，陈皮 8g，滑石 15g，钩藤 14g，山羊角 40g。服药 6 剂，发热、呕吐已止，大便已解，头痛、项强减轻，纳食、精神好转。再进 6 剂，头痛、项强均除，已能坐起吃饭，四肢活动自如，再拟益气活血通络调理善后。

[姚松树. 蒿芩清胆汤新用. 吉林中医药，1992（4）：31]

评析：作者自注说，本病系郁怒伤及肝胆，郁而化热生痰，痰热内阻，气血瘀滞，清阳不升，浊阴不降，气机逆乱。治疗本病多以清胆热化痰为基本治则，故选蒿芩清胆汤化裁治之。大部分读者看完可能还是不能完全理解辨证思路。若从经络辨证入手，则可明了得多。每天下午发热恶寒，心烦不宁，时或谵语，大便 3 日未解，小便短赤，舌红，苔薄腻微黄，脉弦细，从脏腑辨证为胆热内蕴不难理解。但头晕而痛、颈项强直则不易明了，学了《伤寒论》我们就知道，项强多与太阳经有关，与少阳经有何干系？"胆足少阳之脉……**上抵头角，下耳后，循颈**……"胆经痰热窜入经脉，同样也可见到头晕而痛、颈项强直，故本案辨证有其可取之处。方用蒿芩清胆汤清化胆经痰热，加钩藤、山羊角清热息风，药证相符，取效便也在意料之中。

病案 3　痹证案

痹证治疗，每从温阳散寒、祛风除湿入手，但对于一些特殊的病例有时很难取效。从经络辨证入手，常可做到柳暗花明。下面的几个病例颇能给人以启迪。

王某，女，35 岁，干部。1990 年 6 月 3 日初诊。患者素体怯弱，数天前劳动汗出受凉致病，某医以银翘散和布洛芬等中西药治疗，发热恶寒虽解，然颈项强痛、后枕部及前额疼痛不除。视其舌淡，苔薄白，切之脉浮。根据病因和脉症分析，知为太阳中风，兼经气不利。遂用：桂枝 10g，白芍 10g，葛根 10g，炙甘草 10g，生姜 3 片，大枣 12 枚。3 日后复诊，诉头项强痛虽减，然颈痛依旧。是证也，用是方，理当病除，今少效者，其因何在？细询后得知，不仅项强不得俯仰，且两侧颈痛不能左右转顾，并有恶心、咽干之感，知病已涉及少阳。据此宗前方加柴胡、黄芩、法半夏各 10g 以和解少阳，倍加芍药以缓解止痛，果 2 剂而安。（《中医临证发微》）

评析：本例初诊时虽辨经络施治，然失于问诊之疏漏，致使何经为主，何经为次，了解不全面，因而用药欠有的放矢，疗效也就欠佳了。盖后颈为太阳经脉所过，"**胆足少阳之脉……下耳后，循颈……**"颈部两侧为少阳经脉循行之处，初诊时仅知邪在太阳，不知已涉及少阳，选方也就只顾太阳，不及少阳，致使头痛虽减，然颈痛依旧。复诊时辨明病在少太两经，以太阳为主，加柴胡、黄芩、法半夏，则小柴胡已寓其中，如此太少两解，病自当痊。

李某，女，45 岁，干部。左侧头痛反复发作 7～8 年，经省级医院 X 线正侧位摄片、CT 等检查均未见异常，神经科拟诊血管神经性头痛，屡用中西药治疗未愈，前来就诊。刻下症见：左侧头痛剧烈，痛如针刺，痛时牵连左侧太阳穴并绕耳前后，头额胀痛，眉棱骨亦觉疼痛，且伴有头晕欲呕，痛时夜间难以入眠。面色㿠白，神疲乏力，纳谷一般，月经来潮时经色紫暗，夹有小血块，经量少，2～3 天即净，二便正常。舌红苔薄，脉弦细，重按无力。本证为气血亏虚，血行不畅，瘀阻少阳、阳明，经脉不通，不通则痛。治宜益气养血，通络止痛。处方：生黄芪 30g，党参 20g，赤白芍各 10g，鸡血藤 30g，川芎 15g，丹参 15g，白芷 10g，全蝎 3g（研粉冲服），田七粉 3g（冲服）。

二诊。服上方 3 剂，头痛大减，药中病机，守方再进 5 剂。

三诊。5 剂后头痛基本解除。嘱用黄芪、党参各 15g，枸杞子、当归各 10g，水煎冲服正天丸，每次 1 包，每日 2 次，服 1 周，嗣后间断续服。经服正天丸 2 盒，停药观察，同时嘱保持心情舒畅，并间断内服丹栀逍遥丸。随访年余，一切正常。

原按：用经脉循行分布理论为指导，同部位的头痛可分属不同的经脉。头痛牵连太阳穴并绕耳前后，属少阳头痛；头痛牵连眉棱骨属阳明经头痛，故该患者属足少阳、足阳明两经病变，内属胆、胃。再从病程和症状来看是气虚血瘀，因为病程 7～8 年，久病入络，久病多瘀。加之患者 4 年前丧夫，情绪悲伤，肝气不舒，气滞血瘀，脉络不畅，月经色暗，夹有血块，也支持这一诊断。另一方面，患者神疲乏力，脉弦细重按无力，为气虚之象，气虚则无力推动血行，也可致瘀。综观上述，本证为气血亏虚，血行不畅，瘀阻少阳、阳明经脉不通，终致不通则痛。故从少阳、阳明经入手，补气活血而效。[戴锦成.经络学说临床应用浅谈.福建中医学院学报,1998(1):12-13]

蒋某，男，30 岁。1995 年 8 月 22 日初诊。右侧胸胁、肩臂疼痛与头痛 7 个月余，历经中西医治疗，均未获效。化验风湿指标均正常。用药多为消炎镇痛类，方中多为祛风除湿、活血通络类药，均未获效。思此类药罔效必另有原因，遂详细询问其发病情况，乃知其疼痛起自右侧乳下的期门、日月穴处，然后沿足少阳胆经上行，经腋下渊液，至肩上肩井，过项后风池，再循耳后完骨，耳前上关、听宫，到太阳穴下前方，目外眦外侧的瞳子髎穴处。此外，疼痛尚从右侧肩上肩井部位（《针灸大成》：肩井，手足少阳之会），沿手少阳三焦经下行至肘部与无名指处，复而上行肩上，再循足少阳胆经至头部作痛。如此循经疼痛，由肝经的期门、胆经的日月而出。患者尚述晨起口苦，目多眵秽。查体右季胁处有轻度叩击痛，虑其有肝胆病。经 B 超检查，慢性胆囊炎征象。其病因已明，遂按胆胀（慢性胆囊炎）所致胆经痹证进行辨证论治。舌淡红，苔薄黄，脉沉而弦滑。证属胆腑气滞，湿热壅积，病气循经上逆，与经气交阻作痛。治宜釜底抽薪，先治其胆，自拟疏胆行气、清利湿热的胆囊炎经验方。药用：柴胡 10g，枳实 10g，赤芍 10g，白芍 10g，郁金 10g，广木香 10g，厚朴 12g，川楝子 10g，延胡索 15g，蒲公英 30g，茵陈 15g，栀子 10g，焦山楂 30g，滑石 30g，甘草 6g。3 剂，水煎服。每剂煎服 2 日，每日煎服 3 次。每次煎 20 分钟左右，然后出药汁，待温时取上清液一小碗（250～300mL）内服，清液下沉淀物（主要系滑石）则倒回药锅再煎。

二诊。药后胸胁与肩部疼痛大减，晨起口苦、目多眼眵亦失，舌苔薄白，脉象渐缓，惟右侧头面部与手臂作痛依旧，并出现颈项僵滞、转动不灵之症。此为釜底抽薪，胆腑清利，但锅中升腾之气（胆腑上逆之气）尚余留于胆经中，尤其头面项部与手臂经中邪气痹阻较甚。故治宜清理胆腑余邪，疏解经络痹阻之气。药用：柴胡、枳实、赤芍各 10g，蒲公英 30g，茵陈、滑石、当归、川芎、薄荷各 15g，葛根、桑枝、鸡血藤各 30g，丝瓜络 10g，甘草 6g，鲜荷梗 1 尺为引。3 剂。煎服法同前。服 6 剂后病告痊愈。经复查 B 超亦无异常发现。随访 5 年未再复发。

原按：对于本案所涉及的足少阳胆经（包括支脉与主干），即由头部下行，循颈至肩，交出手少阳三焦经，再下腋走胁，通过膈肌，络肝属胆。手少阳三焦经，即由无名指上行，过肘至肩，交出于足少阳胆经，加之少阳常"少血多气"（《素问·血气形志论》），胆气易于升发。所以在病理情况下，当患者患有胆胀（慢性胆囊炎）时，胆腑病气循经上逆，并在肩上交入手少阳三焦经，形成右侧胸胁、肩臂与头部的足少阳胆经、手少阳三焦经中病气与经气交阻而痛。正是由于患者病象在经，病本在胆，故初诊时先治其本，以釜底抽薪（疏胆行气，清利湿热）法治之。方用四逆散合郁金、广木香、厚朴疏胆行气；蒲公英、茵陈、栀子合滑石清利胆腑湿热；金铃子散可缓解胆腑郁热所致胸胁疼痛，焦山楂消脂化食，有利于改善和恢复胆囊功能。复诊时病势大减，药已中的，故在清理胆腑之邪的同时着重治标——疏解经脉痹阻之气，方用四逆散合蒲公英、茵陈、滑石疏胆行气，清利湿热余邪；当归、川芎、赤芍、桑枝、鸡血藤、丝瓜络活血通络，以疗手臂疼痛。此外，当归、川芎、赤白芍合薄荷由柴胡引经又治头部少阳经疼痛，合葛根活血解肌，除颈项僵滞、转动不灵之症；夏日用荷梗可祛经络中暑气。诸药合用而收全功。[姜兴俊.胆经痹证治验例析.中医函授通讯，2000（6）：27]

孙某，男，32岁。1989年6月24日初诊。右足背外侧缘至第四、五趾疼痛数天，经 X 线片检查无异常发现。前医据其扭伤史而施以活血化瘀、理气止痛方药 3 剂，并辅以理疗，疼痛不减。现行走须借助于拐杖，着地则疼痛无比，伴口苦、恶心感。视其局部不红不肿，舌红，苔薄黄，脉弦有力。思索再三，按经络循行部位，认为病在足少阳胆经，致足少阳经经气不利，拟小柴胡汤加减 2 剂。柴胡 10g，黄芩 10g，法半夏 10g，牛膝 10g，延胡索 10g，炙甘草 10g，生姜 3 片，大枣 12 枚。数天后下班途中路遇患者，告知当日 1 剂药后疼痛大减，2 剂药后疼痛即止。

原按：《灵枢·经脉》说："胆足少阳之脉……出膝外廉，下外辅骨之前，直下抵绝骨之端，下出外踝之前，循足跗上，入小指次指之间。"即说足少阳胆经其直行者经过膝、胫至外踝之前，沿足背前行，出于第四趾外侧端，今足痛部位和走向与此相合，又伴口苦、恶心等少阳见证，可见瘀在足少阳经。经气运行不利，不通则痛，故用小柴胡汤加减以疏利经气。病为初起，正气不虚，故去人参；病在下肢，故加牛膝引药下行；加延胡

索者，以活血行气止痛。药合病机，故能药到病除。[舒鸿飞. 经络辨证拾零. 云南中医学院学报，1992（3）：38]

病案4 子时心烦案

定时发病或（和）加重的疾病，临床颇为多见，今录子时心烦一案，从中我们可以明白定时发病不仅与气血流注有关，同时也要考虑经络走向。

任某，女，33岁，农民。9年前因七情所致子时心烦，1年发作数次，不影响家务，未曾治疗。6个月前其弟车祸身亡，悲伤过度，昼夜不眠，抑郁忧思，上症加重，每夜发作1次。曾到某市级医院全面检查，未见异常。经服地西泮、谷维素等效果不显。于1998年6月30日就诊，症见：面色萎黄，舌质淡红，苔薄黄。每夜23时发病，突然惊醒，心烦失眠，易惊烦躁，欲外出呼叫，哭笑不得。面部灼赤，胸闷气短，善太息，两手捶胸，立即用毛巾冷敷胸部，1小时后逐渐缓解，日久身感乏力，食欲不振，二便调，脉弦。治以温胆汤加减，处方：茯苓12g，清半夏10g，陈皮10g，枳实10g，栀子10g，竹茹10g，柴胡10g，香附10g，酸枣仁5g，黄连3g，珍珠母15g，甘草6g，生姜3片。水煎，分2次服。服上方6剂而愈。为巩固疗效，原方续服3剂，随访至今，未再复发。

原按：本案乃肝郁气滞，胆火上扰而发心烦，子时气血流注胆经，正气借该经气血旺盛之时，与邪交争而发病。肝与胆为表里，肝气郁滞，郁久化火，"气有余，便是火"，津液被熬，结为痰火，《灵枢·经别》说："足少阳之正……别者入季胁之间，循胸里属胆，散之，上肝，**贯心**，以上夹咽……"痰火循经上扰于心，以致心神不宁而心烦失眠；肝气郁滞，胸闷气短；火性炎上，则面赤灼热，烦躁不安。治用温胆汤清热化痰，柴胡、香附疏肝理气；酸枣仁养心安神；黄连、栀子清热泻火除烦；珍珠母平肝潜阳。诸药合用，热清痰消，烦除神宁，气机通畅，诸症随愈。[马庆璋. 子午流注辨证治验3则. 陕西中医，2001（4）：247]

第 15 讲　冲脉辨证

一、冲脉概述

（一）冲脉循行分布（图 15-1）

　　冲脉是五脏六腑十二经脉之海，五脏六腑都禀受它的气血的濡养。其上行的一支，出于咽喉上部和后鼻道，向诸阳经渗灌精气。向下的一支，注入足少阴肾经的大络，从气冲部分出，沿大腿内侧下行，进入腘窝中，下行于小腿深部胫骨内侧，到足内踝后的跟骨上缘而分出两支，与足少阴经并行，将精气灌注于足三阴经；向前行的分支，从内踝后的深部跟骨上缘处分出，沿着足背进入大趾间。

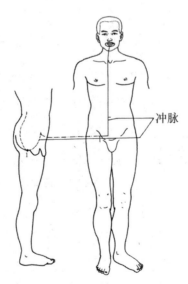

图 15-1　冲脉循行分布

冲脉为十二经脉之海，它和足少阴之络同起于肾下，出于足阳明经的气冲部，沿大腿内侧，向下行于腘中，再沿胫骨内侧，与足少阴经一起下行入于足内踝之后，入于足下。另一条支脉，斜入内踝，出而入于胫骨、跗骨相连之处，经足背进入大趾之间，入诸络脉之中，起到温养胫部和足部的作用。

冲脉起于气冲穴，伴随足阳明胃经，夹脐两旁上行，到胸中而分散。

（二）冲脉病候

冲脉和任、督同源异流，冲脉起于胞中，如脉气失调，则有月经失调、不孕、漏胎、小产等病症出现；本经循腹至胸中而散，故可有气急、胸腹痛、气上冲心等症。

《针灸大全》所载八脉八穴，公孙通于冲脉，其主治症有心（胃）痛、胸脘满闷、结胸、反胃、酒食积聚、肠鸣、水气、泄泻、噎嗝、气急、胁胀、脐腹痛、肠风便血、疟疾、胎衣不下、血崩昏迷等。

（三）归经选药

严西亭《得配本草》载：木香、当归、黄柏、白术、芦荟、槟榔、吴茱萸，主冲脉为病，逆气里急。又载：巴戟天、香附入冲脉，川芎、黄芩、鳖甲行冲脉，鹿衔草、枸杞子补冲、督之精血，甘草和冲脉之逆，王不留行通冲任二脉，丹参益冲任。

《奇经八脉考》引王好古言："冲脉为病，逆气里急，宜此（吴茱萸）主之。"

李时珍说："血生于心包，藏于肝，属于冲任，红花汁与之同类，故能行男子血脉，通女子经水，多则行血，少则养血。"又说：紫石英，"女子血海虚寒不孕者宜之"。白芍"能治血海而入于九地之下，后至厥阴经也"。据此，紫石英、白芍、红花皆入血海冲脉。

吴鞠通在《温病条辨》中说："归、茴补冲脉。"

陈修园《女科要旨》说："鹿茸入冲、任、督三脉，大能补血，非无情之草木所可比也。"

《朱小南妇科经验选》总结前人的经验，将入冲脉的药物归纳如下。

补冲脉之气：吴茱萸（《本草纲目》引王好古言），巴戟天（《本草纲目》），枸杞子、甘草、鹿衔草（《得配本草》），鹿茸（《女科要旨》），紫河车、苁蓉、紫石英、杜仲（《临证指南医案》）。

补冲脉之血：当归、鳖甲、丹参、川芎（《得配本草》）。

降冲脉之逆：木香、槟榔（《得配本草》）。

固冲脉：山药、莲子（《傅青主女科》）。

二、冲脉辨证案例评析

冲脉的"冲"字，含有冲要、要道的意思。冲脉上至于头，下至于足，贯穿全身，为总领诸经气血的要冲。冲脉能调节十二经气血，故有"十二经之海""五脏六腑之海""血海"之称。由于冲脉与任脉相并行，又与督脉相通，其脉气在头部灌注诸阳，在下肢渗入三阴，因此容纳来自十二经脉五脏六腑的气血，成为十二经脉、五脏六腑之海。冲脉与足阳明会于气冲穴，又与足少阴经相并而行，与胃和肾相联系。胃为"后天之本""水谷之海"，肾为"先天之本""原气之根"。冲脉起于胞中，又称"血室""血海"。妇人月经与冲脉功能有密切联系，《素问·上古天真论》说："太冲脉盛，月事以时下""太冲脉衰少，天癸竭，地道不通。"这里说的"太冲脉"，即是指冲脉而言。"冲为血海"，说明冲脉与妊、产、胎、育密切相关。

（一）因虚致崩当固冲

冲脉总领十二经脉，为气血经脉的要冲，上能灌诸阳，下能渗诸阴。"冲为血海"，太冲脉盛，月事应时而下，又心主血，肝藏血，脾统血，因而冲脉又与心、肝、脾关系密切。与任脉共同职司生殖功能。冲脉虚，则

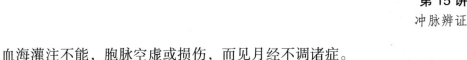

血海灌注不能，胞脉空虚或损伤，而见月经不调诸症。

病案1　崩漏案

某女，35岁。2005年2月17日初诊。患者脾胃素虚，兼以思虑过度，纳食锐减。自诉周身困倦乏力，心悸气短，小腹空坠，伴头昏耳鸣，腰膝酸软，畏寒肢冷，影响日常工作。本次月经量多，淋沥不尽，且夜尿频数。舌质淡，苔薄白，脉沉细而无力。治宜益气健脾，固冲摄血。药用：生黄芪20g，白术15g，煅龙骨15g，煅牡蛎30g，山茱萸15g，白芍10g，海螵蛸12g，茜草10g，棕榈炭6g，五倍子2g，制附片6g。服上方4剂后，诸症大减，经量见少，仍头昏、腰酸。加重山茱萸、白芍用量，以助补肾益肝，续服3剂，出血停止，余症尽除。继以归脾丸调理善后。

原按：《素问·上古天真论》云："太冲脉盛，月事以时下。"冲为血海，隶于阳明。脾胃素虚，阳明气弱，则冲脉失荫，冲气下陷而失摄，故血室不藏而月经量多，淋沥不净。用张锡纯的固冲汤以固冲止崩。方中黄芪、白术益阳明之气，有温升之功，使冲不下陷而有摄血之力；复加山茱萸、白芍酸敛养阴以固其脱，助煅龙牡、棕榈炭、五倍子以涩血；海螵蛸合茜草为《内经》治产后失血方，固涩下焦以止冲血，使血止而无留瘀之弊；酌加制附片以温中祛寒，合之则能益气固冲止崩。[孟颖舟. 冲脉病证治举隅. 甘肃中医，2006，19（11）：31]

病案2　少女崩漏案

江某，女，15岁。1996年12月15日初诊。月经13岁初潮，经期前后不定，经量中等，色红，腹不痛。年前适值经期，参加校运动会长跑比赛，遂致月经漏下不止。诸项检查均属正常。妇科诊为"青春期功血"。经西医对症处理、中医补气摄血法，漏下渐止，并调理月余而愈。近阶段又因劳累过度，致使月经淋沥不止。其母遂自购去年效方，服5剂，漏下仍未止，故来邀余诊治。刻诊：漏红20余日，量少，色淡红，腰骶部酸

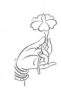

痛如坠，面色萎黄，倦怠乏力，食欲不振。舌质淡红，苔薄白，脉沉细弱。初服补气摄血药尚属对症，为何不效？后思腰骶部酸痛，是由久漏耗伤下元精血，损及奇经之脉，治仿叶氏治奇经之意，药用：鹿角胶、阿胶、龟甲胶各12g，党参、锁阳、柏子仁、海螵蛸各10g，牡蛎20g，炙甘草3g，墨旱莲15g。药服3剂而漏下已止。续服5剂，巩固疗效而愈。随访2年未发。

原按：叶氏云："思经水必诸路之血，贮于血海而下……今者但以冲脉之动而血下，诸脉皆失其司，症因是虚。日饵补汤不应，未达奇经之理耳。"本案少女肾气未充，漏下不止，渐损奇经。故方用鹿性阳入督脉；龟性阴走任脉；阿胶得济水沉伏，味咸色黑，息肝风，养肾水；柏子仁芳香滑润，养血理燥；牡蛎咸以固下；锁阳固下焦之阳气，乃治八脉之大意，治之而愈。[李仁灿. 叶天士治奇经法妇科运用举隅. 光明中医，1999，14（2）：42]

叶氏认为冲任乃妇女经血枢纽，冲任脉损，无有贮蓄，乃变生种种经病。冲任奇脉内怯，尤有崩漏劳损缠绵之虑，多见于经久不愈崩漏、闭经等症。其症多见形羸色夺，喜暖恶寒，冲心呕逆，少腹绵痛，腰脊酸弱，肢体常冷，或下腹麻痹，年久不孕，尺脉沉迟。叶氏重用河车胶、鹿茸、鹿角霜（胶）、羊肾、沙苑子、肉苁蓉温精益血，肉桂、小茴香、艾叶、香附、当归、紫石英温煦奇经，佐入人参大补元气，共奏温阳之功，或常服斑龙丸缓图取效。

（二）逆气里急治当责之冲脉

《素问·骨空论》说："冲脉为病，逆气里急。"冲脉并少阴之经，夹脐而上行，若肾气不足，伤及冲脉可致逆气而里急。临床所见冲脉病变，其气上逆而感到腹内拘急疼痛。这种症状可见于病邪动冲脉之气而致气机逆乱的各种疾病。至于逆气里急的病因，可归纳为肝、肾、胃之气逆，然其上逆之气都是循借冲脉之气上冲。亦即冲气因病邪而动，病邪得冲气而上冲。关于逆气里急的治法，属于热者，治宜泻热降逆；属于寒者，寒气上冲，治宜温阳散寒，平冲降逆；寒水之气上冲，治宜温阳利水，降逆平冲。或热，或寒，或寒水，只要有逆气里急，平冲降逆就为首法。总之，若能从冲脉着手辨证施治，则效如桴鼓。

病案 1　妊振呕吐案

赵某，女，26 岁。1992 年 11 月 2 日初诊。怀孕 3 个月，胸廓痞闷，频频呕吐，欲入即出，头晕，脉细滑，舌苔薄白而腻。病由胃气虚弱，冲脉胎气上逆，仿叶氏镇冲止逆法。紫石英 30g，紫苏叶 6g，姜半夏 10g，白茯苓 10g，陈皮 6g，紫苏子 6g，砂仁 3g，甘草 3g。3 剂。药后呕吐止，渐能纳谷。上方加白术 10g 以健脾而愈。

原按：《难经》云："冲脉为病，逆气而里急。"因冲脉起于会阴，夹脐而行；又冲为血海，隶属于阳明，故一经受孕而逆气冲逆犯胃，以致呕吐、厌食者甚多，甚则头晕胸闷，亦所不免。本例法取紫石英之重，坐镇冲脉，以降逆气；半夏、茯苓以和胃止呕；陈皮、紫苏子降气；砂仁和胃而安胎，共成镇冲和胃安胎之剂。临床应用，屡用屡验。本案所用之方取于《临证指南医案》，可见叶氏治奇之法，深究奇经之奥，其妙无穷焉。[卢绍城，吕立言. 叶天士治奇经五法应用举隅. 黑龙江中医药，1995（5）：30]

病案 2　奔豚气案

张某，男，72 岁，干部。1997 年 1 月 21 日初诊。3 年前双目失明后常抑郁寡欢，2 个月前时觉有股热气自小腹部上冲胸咽，耳中如雷轰鸣，双目灼热，头汗出，喜冷恶热，自行缓解后如常人，多由情志不舒引发。近 10 余日发作频繁，诸症加重，痛苦异常，西医曾以神经官能症治疗无效。刻诊：平素耳鸣如蝉，口干，大便略干，纳食可，舌质暗红，有瘀斑，苔白，脉弦细。中医诊断为奔豚气。治宜镇肝潜阳，平冲降逆。以镇肝熄风汤加味。怀牛膝 50g，生赭石 30g，生龙骨、生牡蛎各 30g，杭白芍 15g，玄参 15g，天冬 10g，黄芩 10g，炒麦芽 10g，茵陈 6g，川楝子 10g，丹参

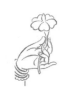

30g，甘草 10g。3 剂。每日 1 剂，水煎分 2 次服。1 月 24 日复诊。诉奔豚气发作次数明显减少，症状大减，舌脉如前，守方 5 剂，诸症悉愈。

原按：《金匮要略方论》指出："奔豚病，从小腹起，上冲咽喉，发作欲死，复还止，皆从惊恐得之。"上冲腹痛为奔豚气病，经言："冲脉为病，逆气里急。"奔豚气病即冲脉气病，冲气与奔豚气实为一体。所谓奔豚，以其上冲胸喉，如豚之奔，故名奔豚。本例患者以发作性气上冲咽、痛苦异常为主症，属中医学"奔豚气"。患者年事已高，肝肾阴虚，肝阳易亢，加之抑郁日久，肝气郁结，气郁日久化火，火郁极而发，肝气夹热循冲脉上逆，而见热气从小腹上冲胸咽，阳亢风动，风火上扰清窍，则见耳鸣如雷，双目灼热，其病机为肝肾阴虚，肝阳夹冲上逆。故以镇肝熄风汤加减，方中以赭石、牛膝平冲降逆，折其阳亢，配以生龙骨、生牡蛎、杭白芍等滋阴潜阳，茵陈、黄芩、川楝子清肝泄火。[唐素敏. 镇肝熄风汤临床应用. 河北中医，2003，26（6）：46]

病案 3　咳血案

孙某，男，48 岁。咳嗽、咯血反复发作近 3 年，支气管造影诊为"支扩"。近因恼怒导致咯血发作，量多，色鲜红，面部烘热，头昏目眩，口干心烦，苔薄质红，脉弦数。证系肝郁化火，冲气上逆，损伤阳络，血从上溢，治宜降逆平冲。药用：生赭石 30g，生龙骨 30g，生牡蛎 30g，生赤白芍各 12g，大黄炭 10g，生地黄 15g，怀牛膝 10g，三七粉 3g，蛤粉炒阿胶 10g，炒牡丹皮 10g，焦山栀子 10g。服药 1 剂，咯血即减，连服 3 剂，咯血得止。继予养阴清肺以善其后。[陈革. 从奇经论治经验点滴. 国医论坛，1999（1）：19]

评析：《内经》云："冲脉为病，逆气里急""诸逆冲上，皆属于火。"临床上吐衄咳血，多由肝胃火盛、阳络受损、气逆血溢所致。这些病证也与冲脉密切相关，盖"冲为血海"，具有调节气血的功能，冲气上逆，血不归经，必见吐衄咯血等症，亟宜降气安冲，气降则血不上溢，安冲则血自归经。方以赭石、龙骨、牡蛎潜镇冲脉上逆之气，白芍、生地黄、怀牛膝养肝柔肝，丹、栀清肝热，大黄炭凉血止血，三七化瘀止血，蛤粉炒阿胶养血止血。全方融潜镇、养阴、清热、止血于一炉，故有佳效。

病案 4 心悸案

某女，60 岁。2004 年 10 月 27 日初诊。心悸 2 年，中西药杂治，效不明显，自诉心慌，悸动不安，劳累后尤甚，伴上腹胀满疼痛，时作时止，渐至纳食减退，恶心欲呕，形体消瘦，神疲乏力，气短懒言，头昏目眩。近 2 个月来自觉恶寒，冷汗时出，双跗寒凉。舌暗，苔薄白，脉细。心电图示右束支传导阻滞合并房性心动过速。治宜温阳理中，降逆平冲。药用：党参 15g，制附片 6g，桂枝 10g，杜仲 10g，小茴香 6g，艾叶 10g，紫石英 15g，茯苓 10g。连服 7 剂，心悸好转，脘腹胀痛减轻，食量增加。续以原方进退治疗 1 个月，诸症皆失。

原按：足阳明经络脾，上交于心，今心悸不宁，乃阳明络空。冲脉为血海，隶于阳明，受胃中水谷精微渗灌，阳明不足，则冲脉失其濡养，厥寒气逆。冲逆则肝胃之气皆逆，故脘腹胀痛时作时止；胃阳虚而不受纳，故食入恶心；阳不外固，故跗冷且冷汗出。此乃胃阳虚弱、冲气虚寒厥逆所致。方用党参、茯苓、附片、桂枝温阳理中；小茴香、艾叶、紫石英、杜仲散寒安冲。此为正经与奇经同治之法。［孟颖舟. 冲脉病证治举隅. 甘肃中医，2006（11）：31］

病案 5 经行牙痛案

罗某，女，40 岁，教师。1985 年 4 月 7 日初诊。经来牙痛 20 年。患者从月经初潮始每遇经来之际，满口牙齿隐隐作痛，但因隐恶之疾难以启口，自用西药（药名不详）暂能止痛，从未根治。随着年龄增长，每临经期牙痛加重，特来我院中医科诊治。症见：身体消瘦，两颧发红，手足心

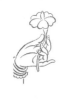

发热，腰膝酸软，经来时多时少，或前或后。舌嫩红，苔剥脱，脉细数。辨证属虚火上冲，气血亏虚，阳明经脉受阻之经来牙痛。治宜滋阴降火，通脉止痛。投以左归饮加味。熟地黄 30g，黄柏 15g，山药 15g，枸杞子 12g，山茱萸 10g，茯苓 10g，甘草 6g。水煎服，每日 1 剂，连服 3 剂。

4 月 10 日复诊。牙痛减轻，经量较前有所增多，色鲜红。遵其法，继服上方，易熟地黄为生地黄 15 克，续服 2 剂。

4 月 13 日三诊。牙痛停止，经期结束。为巩固疗效，续服上药 2 剂，并嘱在下一月经来潮之时继续服用上方，直到经期结束，连续治疗 3 个周期而告痊愈，随访至今，未见复发。

原按：经来牙痛临床较为少见，本例属冲任亏虚，肾之气阴双损，血海不盈，再加月经来潮更使血海亏损，又足阳明胃与手阳明大肠经脉循行于上下齿龈，脾胃为后天之本，气血生化之源。患者经行时血海亏损，使阳明之脉受损，运行气血功能失常。加之患者素体虚弱，阴虚之证，虚火交炽，循经上冲而致牙痛。方用《景岳全书》左归饮加减，方中熟地黄、山茱萸、枸杞子滋补肝肾之阴，茯苓、山药、甘草健脾补气和中，使气血得充，黄柏滋阴降火，使气阴得补，血海充盈，经脉兼达，经行牙痛自愈。

[高普轩. 经络辨证在疑难杂症中应用体会. 陕西中医，1992（11）：505]

病案 6　晕厥案

李某，女，59 岁。1 个月来突然昏厥发作 2 次，发时肢冷、汗出、心悸。测血压偏低。平素自感头晕目眩，头痛，视物昏花，心悸健忘，失眠多梦，腰肢酸软。望其形容憔悴，精神委靡。查血红蛋白 80g/L，心电图正常。舌质暗淡，苔薄，脉细涩。证属肝肾不足、气血虚弱、任脉亏损、冲阳上冲为患。拟补肝肾，益气阴，养任阴，降冲阳，仿龟鹿二仙胶合河车再造丸加减化裁。党参 15g，熟地黄 12g，紫河车 12g，天冬、麦冬各 10g，龟甲 15g，黄柏 6g，茯神 10g，牛膝 10g，鹿角胶 10g，鹿衔草 12g，白芍 10g。服药 14 剂，昏厥未作。继服 30 剂，症状基本消失。后以杞菊地黄丸收功，复查血红蛋白 124g/L。

原按：冲任脉病多见于妇科，但在内科杂病中亦多体现。古人谓冲为十二经之海，亦即血海，又谓五脏六腑之海，是经脉气血之要冲。任脉为阴脉之海，凡精血、津液为任脉所司。患者年近花甲，冲任虚损，肝肾气血均亏，如遇劳累诱因或体位突然改变，一时精不上承，气血不能上荣，冲阳上冲而致昏厥，阳气不能达于四末致肢冷，卫气虚不固而汗出，任阴亏虚故形容憔悴。龟鹿二仙胶是冲任双补的著名方剂，鹿角、龟甲可通冲、任、督三脉，培补精血，交通阴阳；紫河车补任脉之阴；鹿衔草温补冲脉之精血；党参、熟地黄、天冬、麦冬补益精血；黄柏、牛膝降逆冲阳。后以杞菊地黄丸益阴和阳告功。[邵性丽. 奇经虚证治验 5 则. 南京中医药大学学报，1996（1）：25-26]

（三）男子疾患勿忘冲脉为病

病案 1　遗精案

某男，29 岁。2002 年 3 月 9 日初诊。患者婚后 4 年，不节房事，泄精过频。2 个月来神疲倦怠，腰痛，俯仰不能自如，夜间时有遗精，伴见呃逆，咳嗽，双膝以下畏寒喜温，行走乏力。舌淡苔少，脉细弱。治宜益气固脱，养阴滋肾。药用：党参 20g，熟地黄 20g，茯苓 6g，枸杞子 10g，五味子 6g，沙苑子 6g，紫石英 15g，紫河车粉（冲服）6g。并嘱节房事，防真阴亏耗，禁食辛辣刺激之品。依上方调理 1 个月而愈。

原按：肝肾真阴下夺，奇脉必少灌溉。冲阳上损肺络则咳嗽。冲脉不主摄纳、温养分肉，阳坠为阴遗，并腰疼足冷，此精夺下损见症。"精不足者，补之以味"，治以质静填补，着重归下。方用两仪煎（人参、熟地黄）加减，紫河车粉血肉有情之品温养元气；紫石英收镇冲脉；五味子酸收纳气平逆；枸杞子温润；沙苑子入肝络温养冲脉；茯苓入阳明引阴药入于至阴之乡。合而为方，养阴纳阳，镇上而固下，冲阳因之静谧。守方调

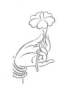

摄，可望渐复。［孟颖舟．冲脉病证治举隅．甘肃中医，2006（11）：31］

病案 2　阳痿案

刘某，男，35 岁。1991 年 3 月 21 日初诊。病因工作纠纷，精神过度紧张而起，阴器痿弱不起已旬余，不遗精，睡眠不安，纳食乏味，舌红无苔，脉细。此乃惊惧伤元，阳明不足，无以渗灌冲脉，宗筋气血失充，故痿弱不能勃起。治宜补阳明，益气血，渗灌冲脉，佐以强阳温养为法。处方：黄芪 15g，党参 10g，当归 10g，枸杞子 10g，山药 10g，杜仲 10g，菟丝子 10g，巴戟天 10g，怀牛膝 10g，远志 6g，云茯苓 10g。服 6 剂，效果殊佳，功能恢复。原方去菟丝子、远志，易知母 10g，服 3 剂以善后。

原按：《素问·痿论》："冲脉者，经脉之海也，主渗灌溪谷，与阳明会于宗筋。"前阴乃宗筋之聚所，冲脉得阳明之血而气能充旺，故男子前阴勃起而有生育能力。若冲脉无以充肤温肉，则阴器必衰痿不用。故用黄芪、党参、山药、当归补益阳明气血以渗灌冲脉而润宗筋，枸杞子、杜仲、菟丝子、巴戟天、牛膝益阴强阳，远志安神，茯苓引诸药入于下焦至阴。合而用之，能补冲壮阳起痿。［朱祥麟．奇经病医案六则．中医杂志，1996（9）：527–529］

第16讲　任脉辨证

一、任脉概述

（一）任脉循行分布（图16-1）

任脉起始于中极下的会阴部，向上到阴毛处，沿腹里，上出关元穴，向上到咽喉部，再上行到下颌、口旁，沿面部进入目下。

冲脉和任脉都起于胞中，它的一支循背脊里面上行，为经络气血之海。其浮行在外的，沿腹上行，会于咽喉，另行的从咽喉上而络于唇口周围。

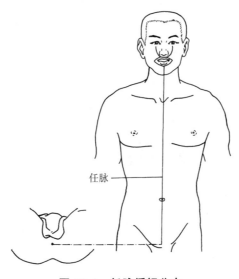

任脉

图16-1　任脉循行分布

任脉起于中极穴的下面，向上经过阴毛处，沿着腹壁深处再上行经过关元穴，到达咽喉部。

任脉别络，名尾翳（鸠尾），从鸠尾向下，散布于腹部。实证，见腹皮痛；虚证，见瘙痒。取用其络穴。

（二）任脉病候

任脉循行胸腹正中，于小腹部与足三阴交会，如脉气失调，可发生前阴诸病，如疝气、白带、月经不调、不育、小便不利、遗尿、遗精、阴中痛等。

《针灸大全》所载八脉八穴，列缺通任脉，其主治症有痔疾、便泄、痢疾、疟疾、咳嗽、吐血、溺血、牙痛、咽肿、小便不利、胸脘腹部疼痛、噎膈、产后中风、腰痛、死胎不下、脐腹寒冷、膈中寒、乳痛、血疾等。

（三）归经选药

《傅青主女科》说："山药、芡实专补任脉之虚，又能利水，加白果引入任脉之中。"

叶天士《临证指南医案》说："龟性阴，走任脉。"

严西亭《得配本草》载：龟板通任脉，丹参益冲任，王不留行通冲任二脉，茴香、秋葵子、马鞭草入奇经，泽兰调病伤八脉。

《朱小南妇科经验选》总结前人的经验说：补任脉之气：鹿茸、覆盆子、紫河车；补任脉之血：龟甲、丹参；固任脉：白果。

二、任脉辨证案例评析

任脉的"任"字，有担任、妊养的含义。任脉循行于腹部正中，腹为阴，说明任脉对全身阴经脉气有总揽、总任的作用，故有"总任诸阴"和"阴脉之海"的说法。《素问·骨空论》云："任脉者，起于中极之下，以上毛际，循腹里，上关元，至咽喉，上颐，循面入目。"任脉循于颈喉胸腹正中线，"同足厥阴、太阴、少阴并行腹里""会足少阳、冲脉于阴交""会足太阴于下脘""会手太阳、少阳，足阳明于中脘""会阴维于天突、廉泉""上颐，循承浆，与手足阳明、督脉会。"（《奇经八脉考·任脉》）

因此，任脉能够总任一身之阴经，为"阴脉之海"，主持元阴，任养一身之阴气，参与主持生殖活动的全过程，特别是对妇女的经、带、胎、产有重要作用。故其为病的特点是阴气受损，机体失于滋养，生殖功能障碍为主。任脉起于胞中，有"主胞胎"的功能，它所经过的石门穴，别名称为"丹田"，为男子贮藏精气，女子维系胞宫之所，又为"生气之原"。

《素问·骨空论》云："任脉为病，男子内结七疝，女子带下瘕聚。"《素问·上古天真论》云："任脉虚，太冲脉衰少，天癸竭，地道不通，故形坏而无子也。"《灵枢·五味》指出："其有天宦者……其任冲不盛，宗筋不成，有气无血，唇口不荣，故须不生。"

由于其为"阴脉之海"，调节阴经气血，主持人的生长、发育、生殖的重要基础物质——元阴。任主胞胎，能承任输送阴血"妊养"胞胎。任脉损伤，或虚衰不足，则影响阴经而发病，元阴不足，则人的生长、发育及生殖功能衰退，可见不孕、胎漏、滑胎、胎萎不长等病证。任脉为阴脉之海，主持元阴，妊养全身，故任脉病证之治贵在固护阴气，分清寒热虚实，实则祛邪救阴安任，虚则滋补阴精以固任。

补养任脉法，适于冲任二脉气虚血少，胞宫失养，阴虚有热，或气虚不摄而致的上述疾病。因肾主藏精，脾主统血，为人体气血生化之源，故补养任脉法常用补肾填精之品，如阿胶、紫河车、菟丝子、覆盆子、枸杞子、肉苁蓉、山茱萸等。而龟甲可作为任脉的引经药，叶天士说："龟性阴，走任脉。"《临证指南医案》龚商年按曰："任脉为病，用龟板以为静摄。"补气健脾药常用人参、黄芪、白术、山药等。临床上对任脉亏损、虚火内扰者，还常用黄柏、知母、生地黄、玄参等降肾火之品。傅青主曰："至于用黄柏清肾中之火也，肾与任脉相通以相济，解肾中之火，即解任脉之热矣。"

病案1　疝气案

王某，男，26岁。右侧阴囊肿大，有坠胀感，外科检查诊为"睾丸鞘

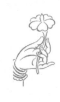

膜积液"，嘱择期手术，患者畏惧，前来求中医治疗。诊见苔薄，脉弦。断为七疝中之水疝，总由任脉气结水停所致。治以疏利任脉。药用：生白术 15g，猪苓 12g，茯苓 12g，泽兰 12g，泽泻 12g，车前子 12g，川楝子 10g，小茴香 6g，乌药 6g，桂枝 6g。服药 1 周，阴囊肿大即减，又守方治疗半个月而愈。[陈革. 从奇经论治经验点滴. 国医论坛, 1999（1）: 19]

评析：《素问·骨空论》云："任脉为病，男子内结七疝，女子带下瘕聚。"对于疝气瘕聚，后世每从肝论治，然肝与任脉居少腹，肝气失疏，气血失于调畅，势必影响任脉，仅从肝治，不用奇经药，药难达病所，只有奇经病用奇经药，其效始著。方以川楝子、小茴香、乌药疏肝理气，软坚散结；白术、茯苓健脾化湿；猪苓、泽兰、泽泻、车前子利水消肿。

病案2　遗精案

郝某，男，30 岁，已婚。1998 年 5 月 20 日初诊。遗精、早泄 4 年，伴神疲体倦，腰脊酸困，畏寒，脘腹胀满，纳差，大便泄泻，每天 2~3 次，舌红，苔薄白，脉沉迟无力。处方：菟丝子、黄精、何首乌、白芍、黄芪各30g，熟地黄20g，鹿角霜15g，山茱萸、补骨脂、覆盆子、芡实、山药各10g，肉桂、甘草各6g。服药 7 剂，精神见佳，无泄泻，腰膝酸软亦减。仍滑精，早泄。上方加急性子10g，服 4 剂后早泄减轻。予鱼鳔、山药、山茱萸、桑螵蛸各15g，龟甲、煅龙骨、煅牡蛎各30g，炼蜜为丸，每丸重10g，每天服 2 次，服 2 剂后患者精神充沛，病愈而安。

原按：叶天士云："欲涵阴精不漏，意在升固八脉之气。"本例患者属任脉不固而致遗精，督脉空虚引起泄泻。遗精、泄泻并至，以常法治疗，往往久治无效，盖因任、督二脉统辖八脉，故单用草木药饵，不能治精血之惫，要用血肉有情之品以充养。方中鹿角霜、补骨脂、肉桂温补奇经之阳；山药、鱼鳔、山茱萸、龟甲填精以充养八脉之阴；黄芪、甘草补气；芡实、桑螵蛸、煅龙骨、煅牡蛎涩精止遗，以固奇经。又因久遗，八脉俱伤，单纯涩剂不能取效，故复诊加通利之品急性子，取"通以济涩"之意，这是奇经虚证与其他虚证不同的特殊治法，而收良效。[秦淑芳. 韩冰教授从任脉论治疾病的经验介绍. 新中医，2003（4）：12-13]

病案 3　崩漏案

孙某，女，18 岁，未婚。1998 年 4 月 3 日初诊。月经周期无规律 4 年余，经期延长，经血量多 3 年。患者于 14 岁初潮，初潮后即见周期紊乱，经期延长，经水量多，色紫红，夹少许血块，曾经 2 次人工周期治疗，效果不巩固。基础体温单相。西医诊断为青春期无排卵型功血。诊见：阴道出血 20 余天，淋沥不净，色鲜红，无血块。舌质偏红，边尖有瘀点，苔薄，脉弦细。处方：生地黄、地骨皮、墨旱莲、生地榆、白芍各 30g，龟甲、蒲黄炭、女贞子各 15g，山药、黄芩炭、花蕊石各 10g，甘草 6g。服药 4 剂，经水即净，改方为：当归、白芍、山茱萸、山药、肉苁蓉、巴戟天、紫河车各 10g，女贞子、鹿角霜各 15g，地骨皮、生地黄、桑寄生、菟丝子各 30g。以此方进行调理，基础体温出现双相曲线，月经转为正常。1 年后随访，停药已数月，情况良好。

原按：本例患者初潮后即见周期紊乱，是因肾气尚未充实，冲任二脉失于调养所致。月经色紫红、量多，是为肾阴虚，不能镇守胞络相火，热伏冲任，迫血妄行所致。故方中用女贞子、墨旱莲滋补肾阴，山药、山茱萸补肾益精气而固冲任，龟甲滋养肾阴，走任脉，益冲任。同时用生地黄、地骨皮、生地榆、黄芩炭等滋阴清热，凉血止血，而用炭的目的是增强止血之功。为达到止血不留瘀，又加入蒲黄炭、花蕊石加强止血化瘀之功。血净后，继以滋阴清热、补肾固冲任的生地黄、地骨皮、女贞子、桑寄生等药以固其本，再加血肉有情之品如紫河车、鹿角霜等填精补髓，当归、白芍等养血补血，使肾中阴平阳秘，冲任气血平静旺盛，因此月经恢复正常。[秦淑芳. 韩冰教授从任脉论治疾病的经验介绍. 新中医 2003（4）：12-13]

病案 4　葡萄胎案

李某，女，23 岁。1990 年 8 月 20 日初诊。怀孕 3 个月，腹大倍常，动红腹痛，继下葡萄胎形，至当地医院行刮宫术。半个月连施手术 2 次，经血渐净。后半个月复查尿绒毛膜促性腺激素（HCG）阳性，谓葡萄胎未净，嘱其再行刮宫术。患者系新婚后第一胎，颇有顾虑，不同意再做手术，乃至我处求治。时已月余，查尿 HCG 仍阳性，腹部平平，纳食稍差，余无不适。余思中医妇科似无此病治法，夜暮翻阅文献，见《叶氏医案存真》有一案：漏下如卵形，谓任脉为病，治以血中宣气。乃仿其法，处方：南山楂 10g，茺蔚子 10g，青葱 10g，茜草 6g，香附 10g，薏苡仁 30g。3 剂。服药后反应殊大，头昏肢软，颇感不支。坚持服完 3 剂，5 日后复查尿 HCG 已阴性。1 个月后再查尿 HCG 仍为阴性。嘱其暂时避孕。2 年后竟获一子。

原按：葡萄胎为非正常胎孕，乃任脉血损，水气互结，积聚成形。治以血中宣气，祛其瘕聚，以恢复任脉功能。方用山楂、茺蔚子、茜草活血调任，香附、青葱调气散结，薏苡仁祛湿行水，以去其瘕聚之余波，而复任脉之职。[朱祥麟. 奇经病医案六则. 中医杂志，1996（9）：527–529]

第17讲　督脉辨证

一、督脉概述

（一）督脉循行分布（图17-1）

督脉的循行起始于小腹部，当骨盆的中央，在女子则入内联系阴部的"廷孔"——当尿道口外端。由此分出一络脉，分布于外阴部，会合于会阴，绕向肛门之后，它的分支别行绕臀部到足少阴，与足太阳经的分支相合。足少阴经从股内后缘上行，贯通脊柱而连属肾脏。督脉又与足太阳经起于目内眦，上行至额，交会于巅顶，入络于脑；又退出下项，循行肩胛内侧，夹脊柱抵达腰中，入循脊里络于肾脏。在男子则循阴茎下至会阴部，与女子相同。督脉另一支从小腹直上，穿过肚脐中央，向上通过心脏，入于喉咙，上至下颌部，环绕唇口，向上联络两目之下的中央。

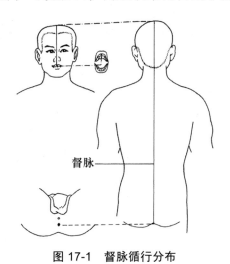

图 17-1　督脉循行分布

督脉，起始于躯干最下部的长强穴，沿着脊柱里面，上行到风府穴，进入脑部，上至巅顶，沿额下行到鼻柱。

督脉别络，名长强，夹脊旁上项，散布头上；下当肩胛左右，分别走向足太阳经，深入贯膂。实证，脊强反折；虚证，头重，震掉。取用其络穴。

（二）督脉病候

督脉循身之背，入络于脑。如果督脉脉气失调，就会出现"实则脊强，虚则头重"的病症，这都是督脉经络之气受阻，清阳之气不能上升之故。由于督脉统一身之阳气，络一身之阴气，不仅发生腰脊强痛，而且也能发生"大人癫疾，小儿惊痫"。同时，督脉的别络由小腹上行，如脉气失调，亦发生从少腹气上冲心的冲疝，以及癃闭、痔疾、遗尿、妇女不孕等病症。

《针灸大全》载八脉八穴，后溪通于督脉，其主治症有手足拘挛、震颤、抽搐、中风不语、痫疾、癫狂、头部疼痛、目赤肿痛流泪、腿膝腰背疼痛、颈项强直、伤寒、咽喉牙齿肿痛、手足麻木、破伤风、盗汗等。

（三）归经选药

《奇经八脉考》引王海藏说：督脉病，脊强而厥，宜羌活、独活、防风、荆芥、细辛、藁本、黄连、大黄、附子、乌头、苍耳之类。

李时珍《本草纲目》说：羊脊骨补肾虚，通督脉，治腰痛、下痢。

叶天士《临证指南医案》说：鹿茸壮督脉之阳，鹿胶补督脉之血。

严西亭《得配本草》说：苍耳子走督脉，羊脊骨、白果通督脉，细辛、附子、藁本主督脉为病，脊强而厥。鹿角霜通督脉之气舍，鹿角胶温督脉之血，鹿茸通督脉之精室，鹿衔草、枸杞子补督脉之精血，黄芪兼治督脉为病，逆气里急。

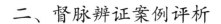

二、督脉辨证案例评析

督脉的"督"字，有总督、督促的含义。督脉循身之背，背为阳，说明督脉对全身阳经脉气有统率、督促的作用，故有"总督诸阳"和"阳脉之海"的说法。因为督脉循行于背部正中线，它的脉气多与手足三阳经相交会，大椎是其集中点。另外，带脉出入第二腰椎，阳维交会于风府、哑门，所以督脉的脉气与各阳经都有联系。又因督脉循行于脊里，入络于脑，与脑和脊髓有密切的联系。脑为元神之府，经脉的神气活动与脑有密切关系。体腔内的脏腑通过足太阳膀胱经背部的腧穴受督脉经气的支配，因此，脏腑的功能活动均与督脉有关。所以金代张洁古认为督脉"为阳脉之都纲"，即是此意。

病案 1　脊髓空洞症案

脊髓空洞症是一种缓慢进展的脊髓变性疾病，病理特征是脊髓内有空洞形成及胶质增生，临床主要症状是受损脊髓节段的分离性感觉障碍、下运动神经元障碍、传导功能障碍及营养障碍。病因可能与先天发育异常、先天性血管疾患、脑脊液力学异常及外伤等有关。本病目前尚无特效药物，治疗非常困难。

但这种病，中医药治疗的验案屡有报道，通过分析，发现大多数验案都是从经络辨证入手获效的。李时珍《奇经八脉考》说："督为阳脉之海，其脉起于肾下胞中，至于少腹，乃下行于腰横骨围之中央……在骶骨端与少阴会，并脊里上行。"《灵枢·本输》说："颈中央之脉，督脉也。"现代解剖学中脊髓的部位和功能大多与中医督脉的循行和作用相吻合。从现代解剖学分析，脊髓空洞是由于不同原因引起脊髓中出现空洞及胶质增生，多发生在颈段，也可向上发展至延髓或向下至胸髓或腰髓，其表现为一侧或双侧的节段性分离感觉障碍，以及传导束型感觉障碍及营养障碍，虽然临床症状主要表现在四末，但病位在脊髓。《灵枢·海论》说："髓海有余，则轻劲多力，自过其度；髓海不足，则脑转耳鸣，胫酸眩冒，目无所见，懈怠安卧。"《灵枢·经脉》云："督脉之别……实则脊强，虚则头重，高摇之。"这些症状与脊髓空洞症有类似之处。因此，众多医家认为病机根本在于精气亏损，髓海不足，督脉空虚。

该病病变多损伤脊髓后角，患者出现偏侧肢体或躯干疼痛。对于这种疼痛产生的原因，诸多医家认为是奇经之阳匮乏，温煦推动无力，气血运行不畅，常致络脉瘀阻，"不通则痛"。亦可因肾阳不足，络脉失于温煦，或因寒邪外伤脊络绌急，而见自发性疼痛，正所谓"寒气客于脉外则脉寒，脉寒则缩蜷，缩蜷则脉绌急，绌急则外引小络，故卒然而痛"。因此，益髓助督、扶元起痿治其本，活血化瘀、解痉通络治其标。下面我们一起来看一个病案。

沈某，男，55 岁，教师。1991 年 9 月 1 日初诊。两上肢间歇性不遂 20 年。初发时，两上肢不遂持续时间约半天至 2 天，尤以右上肢发作频繁。曾在本市数家医院诊治，先后诊断为"桡神经麻痹，桡尺神经麻痹"。后因治疗无效，症状加剧，两上肢不遂时间延长，发作频繁，在市某医院神经内科住院治疗，经做脊髓椎管造影与 CT 检查，诊断为"脊髓空洞症"。历经蒸汽浴、放疗、体疗与药物治疗，症状仍未改善。近 5 年来，症状反复发作，逐渐加剧，由每年发作 1~2 次增至 9~10 次，持续时间 1~2 周。

刻诊：两上肢活动不利，右上肢为甚，自觉力量较前逐渐减弱，两上肢肤表遇热及疼痛刺激反应麻木，纳食不香，大便溏薄。否认外伤史。查：两上臂、前臂肌肉萎缩，两上肢活动受限，肌力减退，右侧较甚，表皮温觉与痛觉降低，触觉正常，两下肢无异常。舌暗红，苔薄微腻，脉滑。处方：熟地黄（砂仁拌）、丹参各 30g，当归 20g，炙龟甲、补骨脂、潼蒺藜、党参、炒白术、桑枝、木瓜、骨碎补各 15g，枸杞子、山茱萸、陈胆南星、生甘草各 10g，佛手 6g。7 剂，水煎，分 2 次服。

二诊。左上肢活动渐利，右上肢仍活动受限，但较前好转，胃纳稍振，大便仍溏。舌偏暗，苔薄腻，脉滑。症已改善，原法再进。上方加紫苏梗

10g，鹿角胶（烊入）9g。续服14剂。

三诊。两上肢已能自主活动，但觉力量仍弱，纳食渐香，大便已实。舌偏暗，苔薄腻，脉细。效不更方，再进14剂。

患者经投补肾养肝健脾、活血化瘀通络之剂治疗月余，诸症逐渐好转，两上肢活动自如。再守原法调治年余，经CT复查证实：脊髓空洞明显缩小。能正常工作、生活，随访至今未反复。

原按：全方治以炙龟甲、熟地黄、鹿角胶、潼蒺藜、枸杞子、山茱萸、补骨脂等济阴补阳，益肾补督，填精生髓，涵水养肝；又以当归、丹参、木瓜、桑枝、骨碎补等化瘀通络，强壮筋骨，调和气血；配党参、炒白术、佛手、紫苏梗等健脾助运之辈；方中陈胆南星一味，能除久病顽痰，具温化痰瘀之功。全方标本兼顾，药证合拍，并循"贵守方，重治本"之古训，故有良效。[周大成. 脊髓空洞症治验. 新中医，1996（2）：20]

病案2　产后恶露不止案

妇科疾患，常因冲任失调，肝脉不畅。但督脉起于少腹以下骨中央（小骨盆中央）。因此，不可忽视督脉功能失调在其发病中的重要作用。

陈某，女，21岁。1997年9月23日初诊。于45天前在本院顺产一婴，产后恶露淋沥不断，前服生化汤及归脾汤加减多剂仍未止，遂来邀余诊治。刻诊：恶露淋沥不止，量少，色淡暗，腹不痛，腰膝酸软，背脊部冰冷感，神怠乏力，动则汗出。舌质淡红，苔薄白，脉沉细。此乃产后下元亏虚，八脉空虚，督脉不能固摄其经脉，即有恶露漏下不止之症。故用叶氏治奇补督固经法，鹿角胶、川续断、熟地黄各12g，党参、菟丝子、枸杞子各15g，当归、阿胶各10g，炙甘草3g。服5剂后恶露已止，诸症已减。继服前方5剂而愈。

原按：本案因产伤气血，损及下元，督脉亏虚。督虚不能固摄其经脉，即恶露漏下不止。故用鹿角胶补督脉之体；当归血中气药，与鹿角胶相伍，以直达血海而固摄经血之泄漏；佐以菟丝子温补少阴，川续断强筋壮骨，熟地黄、枸杞子、阿胶养阴润燥，党参、炙甘草益气固摄。诸药合用，使督脉壮而总督之权复，则诸经从命，血不妄行而恶露漏下自止。药症相符，故二诊而瘥，足见叶天士治奇经之法神妙哉。[李仁灿. 叶天士治奇经法妇科运用举隅. 光明中医, 1999（2）: 42]

病案 3　成人硬肿病案

杨某，女，48 岁。1989 年 10 月以成人硬肿病入院。1 年前，始觉颈项俯伸活动不便，继而发现皮肤漫肿发硬，且向肩背发展，自觉患处皮肤绷紧，如绳所缚。病理活检报告：成人硬肿病。舌淡红，苔薄白，脉沉涩。证属督脉空虚，风寒湿邪乘虚杂至，经络蔽塞，气血痞塞，发为冷流肿。治宜益气助阳，填精补髓，散寒通痹。处方：炙麻黄 10g，炒白芍 10g，当归 10g，羌活 10g，独活 10g，鹿角胶（烊化）10g，川续断 10g，黄芪 30g，上肉桂 6g，川椒 6g，穿山甲珠 6g，细辛 6g，枳壳 6g，金毛狗脊 12g，桑寄生 12g。日 1 剂，水煎，分 3 次服。连服 15 剂后，项背俯仰活动自如，周身如绳所缚的绷紧感完全消失，嘱服全鹿丸（中成药），日 2 次，每次 6g。1 个月后诸恙俱平而愈。[徐宜厚. 奇经八脉指导皮肤病治疗之我见. 新中医, 1993（12）: 41-42]

评析：冷流肿病名始见于《诸病源候论》，该书说："流肿凡有两候，有热有冷。冷肿者，其痛隐隐然，沉深着臂膊，在背上则肿起，凭凭然而急痛。"据此描述，认为冷流肿似西医成人硬肿病。剖析本病发生的部位，恰好在督脉循行区域。督脉空虚，卫外不固，风寒湿邪乘虚而入，致使背脊阳气被遏，经络痹塞，表现为皮肤呆硬坚实，活动受碍。遵李时珍"任督二脉，此元气之所由生，真息之所由起"遗训，连用温药通阳之品，如附片、川椒、细辛、羌活、独活、肉桂、鹿角胶等，直通督脉，辅以桑寄生、金毛狗脊强肝肾，祛风湿。阳气振奋，阴寒自散，其证霍然。

病案 4　背部寒冷案

王某，女，63 岁。因背部恶寒、麻木不适 5 年，加重 1 个月，于 2004 年 10 月 11 日就诊。5 年前因外伤自感背部正中至阳穴周围疼痛麻木、恶寒，查胸椎 MRI 示第六胸椎压缩性骨折，经服跌打丸、接骨丹等药已不疼痛，但局部恶寒，麻木不适，不影响生活。1 个月前因感冒服用新速效伤风胶囊、清开灵胶囊，感冒愈，但至阳穴周围麻木不适面积扩大，喜揉喜按，恶寒，睡眠需垫厚褥，平躺于上面，不能见风，否则背部寒冷彻骨，不能入寐，外踝昆仑穴处肿痛。静滴刺五加针、川芎嗪针，肌注维生素 B_1、维生素 B_{12} 未效，用中药独活寄生汤加减效不佳。

现症：背部正中至阳穴周围有手掌大小的麻木区域，畏寒喜暖，需穿棉衣，腰膝酸软无力，外踝昆仑穴处肿痛。舌质略暗，苔薄白，脉沉弱。此乃督阳不足、寒湿凝滞所致，治以温阳祛寒除湿，灸至阳穴。并处方如下：制附子（先煎 30 分钟）30g，茯苓 12g，人参 8g，白术 15g，白芍 8g，骨碎补 12g，川续断 12g，怀牛膝 12g，羌活 6g。服上方 3 剂，恶寒明显减轻，仍感麻木，腰膝酸软无力，外踝昆仑穴处肿痛。上方制附子减为 15g，加杜仲 10g。继服半个月后，背部麻木区域缩小为 1.5cm×1.5cm 左右，偶尔无麻木感，穿衣接近正常人，腰膝酸软无力明显改善，外踝昆仑穴处肿痛消失。上方去羌活，改制附子为 5g，按比例做成水丸以善后。

原按：本病患者病因为外伤引起第六胸椎压缩性骨折，肾主骨生髓，而服用清开灵胶囊、新速效伤风胶囊后更伤阳气。至阳穴周围麻木不适，恶寒，范围如手掌大，外踝昆仑穴处肿痛，为定位要点。至阳穴为督脉所过，外踝昆仑穴为足太阳膀胱经所过之处，故定位在督脉和膀胱经。肾与督脉均贯脊而相联，督脉"督一身之阳""贯脊属肾"，且肾与膀胱相表里，互相影响。肾督阳虚，寒湿深侵，督脉伤则气血痹阻，筋脉失养，腰膝失荣，则出现上述症状。故灸至阳穴以通阳痹，附子汤以补阳虚，温经祛寒除湿。正如《伤寒论》所述："少阴病，得之一二日，口中和，其背恶寒者，当灸之，附子汤主之。"加用骨碎补补肾行血，壮骨接骨，善祛肾风；川续断、杜仲补肝肾，壮腰膝，强筋骨；羌活辛温散风，入太阳、督脉二经；怀牛膝引药入肾，治腰膝酸软。主辅分明，切合病机而收效。[康进忠. 关思友主任医师运用经络辨证治疗疑难病经验. 河南中医，2005（11）：17-18]

病案5　术后腹胀症

督脉起始于小腹部，当骨盆中央，因此小腹内疾患勿忘从督脉入手诊治。

郁某，男，55岁。2001年5月5日初诊。10年前行膀胱癌切除术，术后10余年来自感腹胀，二便不得通畅，脊背寒冷，无汗，面色萎黄灰滞。舌苔黄腻，中有剥象，脉细弦。曾屡服理气通利中药，均不能祛其病根。为病在奇经，任督失调，阳气不升，浊阴不降。当温阳助督，升清降浊，调畅气机。予方：净麻黄10g，熟附块15g，细辛6g，制半夏15g，大腹皮15g，路路通15g，生何首乌15g，枳壳15g，泽泻10g，车前子（包煎）15g，升麻6g，生甘草6g。服药20余剂，面色渐转佳，背部恶寒及腹胀之症若失。[承小敏，张剑秋. 以"奇经病"辨治杂病的经验. 中西医结合学报，2003（1）：65]

评析：本例患者病程缠绵已久，虚实夹杂，寒热兼有，阴阳失调。张老根据"督走背，主一身之阳；任走腹，主一身之阴"的理论，正本清源，抓住主要矛盾，温阳升清，调气降浊。方用麻黄附子细辛汤温阳助督散寒；佐生何首乌润肠通便；升麻、枳壳一升一降，升清降浊，调畅气机；大腹皮、泽泻、车前子利水以消肿；半夏燥湿降浊；路路通通络以畅经脉。诸药合用，面面俱到，十载顽疾，一月而起。

病案6　眩晕案

眩晕一症多从风、火、痰、虚入手辨证施治，能从督脉入手治疗者已无几人。看下面两则病案。

陈某，女，51 岁。1991 年 8 月 13 日初诊。头昏，行动如酒醉状已近 1 年，当地治疗乏效，至省医院诊治为神经功能紊乱、梅尼埃综合征，服多种中西药仍未好转，近月加重。刻诊：头昏头重，自觉摇晃不稳，稍不注意即跌倒，跌倒后心慌胸闷，睡眠、饮食可。月经 1～2 月一行。舌质暗，苔白厚，脉沉。脑血流图大致正常。血压 94/62mmHg。证属髓海失充，痰瘀阻络，督脉失总督之权。治宜益精充髓、和络祛痰、通补督脉为法。处方：鹿角霜 10g，菟丝子 12g，党参 10g，龟甲 15g，法半夏 15g，云茯苓 10g，远志 10g，陈皮 10g，丹参 15g。每日 1 剂，水煎服。连服 15 剂而愈。

原按：督脉上至风府，入属于脑。脑髓精血不充，督脉阳气失主持之权，故头昏头重高摇。督脉其支络从小腹上贯心，痰瘀阻络，脉气不畅，故其跌倒则心慌胸闷。方以龟甲、枸杞子滋养脑髓精血以荣督，党参、菟丝子补督脉之阳气，鹿角霜善通督脉之气，法半夏、远志、云茯苓、陈皮祛痰，丹参和血络。虚实兼调，药中肯綮，故守方而愈。[朱祥麟. 奇经病医案六则. 中医杂志，1996（9）：527–529]

王某，女，64 岁。头目眩晕耳鸣病史 10 余年。近 2 个月来，经常跌仆，1 周来病情加重，左手指肿胀不能握固，步态蹒跚，不能独立行走，头目眩晕，视物模糊，语言不清，两耳失聪，腰酸肢冷，小溲滴沥。来我院门诊查血压 16.0/10.6kPa，两侧瞳孔等大等圆，对光反射好。眼底检查：老年性白内障（双侧）；视网膜动脉硬化Ⅱ级。血脂检查正常。颈椎摄片示第六、七颈椎后缘骨质增生，生理曲度呈过伸位，骨质稀疏，脱钙。舌质淡有紫气，苔薄腻，脉细小弦。此年逾花甲，肝肾两亏，督脉空疏。拟叶天士通补督脉法，方用全鹿丸之意。处方：鹿角片 10g，鹿角胶（烊化）10g，淫羊藿 15g，肉苁蓉 10g，骨碎补 10g，当归 12g，生黄芪 15g，菟丝子 10g，葛根 12g，川芎 10g，石菖蒲 10g，远志 5g，怀牛膝 10g。服药 10 剂，步态蹒跚渐复，听力有进步。后以健身全鹿丸、大活络丸、杞菊地黄丸缓以调治，10 个月后独立行走，而不跌仆。

原按：肝主筋，肾主骨。高年肝肾亏损，筋失所养乃"宗筋弛纵"，骨失所养乃"足不任身"，故左手不能握固，步态蹒跚，经常跌仆。盖八脉隶于肝肾，肝肾为本，奇经八脉有如枝叶，为末。本不固则枝叶不荣，肝肾亏损，必累奇经。然督脉为"阳脉之海"，起胸中，从少阴之后，行太阳夹脊之中，通上巅，有统率调节阳经气血之功。督脉为病，虚则头重高摇之。"形不足者，温之以气；精不足者，补之以味。"李时珍《奇经八脉考》曰："若精血枯涸成痿，乃不足中之不足也，全要峻补之药。"但液涸精愈，草木无情，血肉有情之品方能栽培身之精肉。叶天士说：柔剂阳药通奇脉不滞，非通不能入脉，非涩无以填精。综合前人经验，乃立通补督脉的治疗原则。鹿角片通督脉之气舍，鹿角胶补督脉之精血，淫羊藿、肉苁蓉、骨碎补、菟丝子填精滋髓，养阴配阳，当归、川芎和营通络，葛根通督阳，黄芪益气，石菖蒲、远志开窍。由于辨证确切，用药中的，故能收效。[邵性丽. 奇经虚证治验 5 则. 南京中医药大学学报，1996（1）：25-26]

病案 7　链霉素中毒案

链霉素中毒常系用药剂量过大、时间过长所致，最常见的为神经性耳聋，有人报道补肾益督药补骨脂有良好疗效。请看下面一案，可以佐证补督可能是有效的治疗途径之一。

李某，女，22 岁，护士。1975 年春诊治。该患者 1 年前患肺结核，经用抗结核药治疗效果不佳。近 3 个月因急于获效，擅自加大链霉素剂量（由每日肌内注射 1g 改为每日肌内注射 2g），同时口服异烟肼等抗结核药。近 1 个月，病情已基本控制，但出现项部强直，不能左右环顾俯仰，恶心呕吐，头痛，耳鸣耳聋等症，并惊厥 1 次。经某医院诊为链霉素中毒，用维生素类药物治疗无效而来求诊。查：精神苦闷，双目白睛显露，项部强直，项部肌肉板硬，口唇淡，舌质淡，脉弱无力，二便调和。据脉证属督脉受邪所致。拟方：熟地黄 50g，鹿角胶（烊化）15g，炮姜 5g，肉桂 5g，炙麻黄 10g，炒白芥子 15g，肉苁蓉 15g，淫羊藿叶 10g。水煎服，每剂分三服，日二服。按上方调理 3 个月，共进 40 剂，病症霍然而愈。

原按：链霉素中毒后出现惊厥、项强等，实系脑病证候。项部为督脉、肾经、膀胱经所辖之地。"脊强反折""头痛项强"等病症亦离不开以上三条经脉。毒邪犯及经脉，故以阳和汤加补阳药予以温通经络、补肾督、通太阳、解凝滞而收到了效果。[陈庆恒. 随证循经辨治案例. 吉林中医药，1988（1）：13]

第 18 讲　带脉辨证

一、带脉概述

（一）带脉循行分布（图 18-1）

足少阴经别，向上行至腘中，另走与足太阳经相会合，再向上内行至肾，当十四椎处（两旁肾俞穴）分出，属于带脉。

带脉出自季胁部，交会于足少阳胆经的带脉、五枢、维道穴，围绕腰腹部一周。

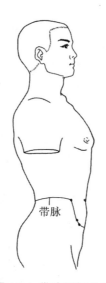

图 18-1 带脉循行分布

（二）带脉病候

如果带脉不和，可见妇女月事不调、赤白带下等症。《素问·痿论》

云："阳明虚则宗筋纵，带脉不引，故足痿不用。"说明带脉失调，可发生痿证。在王叔和的《脉经》里，也有"诊得带脉，左右绕脐腹，腰脊痛冲阴股"等症的叙述。

《针灸大全》所载八脉八穴，足临泣通于带脉，其主治症有中风手足不举、肢体麻木拘挛、发热、头风痛、项肿连腮、目赤痛、齿痛、咽肿、头旋、耳聋、皮肤风疠痒、筋脉牵引不舒、腿痛、胁肋疼痛等。

（三）归经选药

严西亭《得配本草》：当归主带脉为病，腹满，腰溶溶若坐水中。白芍主带脉腹痛。川续断、艾、龙骨主带脉为病。其中艾治带脉病，腹满，腰溶溶若坐水中。升麻、甘草缓带脉之急。

沈金鳌扩充王海藏、李时珍之论，列治带脉病诸药要品及九方时说：血崩久而成枯，四物汤。崩漏涩剂，收：白芍、白垩、艾叶、黄芩。血闭久而成竭，四物汤。闭者破剂，通：三棱、牛膝、桃仁、红花、黄芪、鲮鲤甲炙、肉桂。

带脉的引经药，《得配本草》附录"奇经药考"及《杂病源流犀烛》中的"带脉病源流"等都有记载。

《朱小南妇科经验选》归纳先贤的经验，补充一己之得，将带脉药分类如下。

1. 升提带脉：升麻、五味子　升麻，《奇经药考》认为能缓带脉缩急，朱老认为以升提带脉的弛松为妥。因癫疝、肾着等症都可应用，甚至带下崩中久陷者，用本品颇验，都取其升提之力。五味子为带脉药，《傅青主女科》宽带汤用五味子，解释说："或疑方中用五味、白芍之酸收，不增带脉之急而反得带脉之宽，殊不可解。"他又解释："用五味之酸以生肾水，则肾能益带，似相碍而实相济也"。朱老不同意他的论点，因为五味子的性能，正如李东垣所说："补气不足，升也，酸以收逆气。"（《本草纲目》五味子条所引)盖味酸能收敛带脉，补气则巩固它提系的功能而奏升提之效。

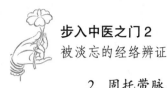

2. 固托带脉：龙骨、牡蛎、海螵蛸、椿根皮 《奇经药考》认为："龙骨治带脉为病。"盖带下久陷，非固托不能奏效，除龙骨外，尚有牡蛎、海螵蛸有固托带脉的功效。带下日久，上列诸品均可选用。

3. 止带脉之疼痛：白芍、甘草 《奇经药考》认为："白芍治带下腹痛"，又说："甘草缓带脉之急"，凡是带脉失调而发生疼痛现象，芍药、甘草二者并用，协同安抚带脉，而收止痛之功。

4. 温带脉之寒：艾叶、干姜 《奇经药考》认为艾叶能温下焦，暖胞宫，所以能祛带脉之寒。干姜辛热散寒，带脉受寒，则功能减退，弛垂而酸痛，用热药温暖，寒去而功能恢复，所以甘姜苓术汤中用本品，其理即在于此。

5. 清带脉之湿热：黄芩、黄柏、白芷炭、车前子 《杂病源流犀烛》认为黄芩亦为治带脉病要药，凡带脉有湿热滞留，黄芩之外可加黄柏。如果形体虚胖，湿重而兼阴部痛痒并有浮肿的，可加白芷炭、车前子，以增燥湿之力。尤其白芷，《神农本草经》已述其治带下之效，近人更认为是治湿热带下的引经药。

6. 补带脉之阴：当归、熟地黄 叶天士治奇经之法，以当归为治带脉病主药，"带脉为病，用当归以为宣补"（《临证医案指南》龚商年按语）。带脉阴虚营亏，当归之外可加熟地黄，效力更为显著。

二、带脉辨证案例评析

带脉的"带"字，含有腰带的意思。因其横行于腰腹之间，统束全身直行的经脉，状如束带，故称带脉。带脉的主要功能是"约束诸经"。它从第二腰椎发出，围腰一周。因此，足部的阴阳经脉都受带脉的约束。由于带脉出自督脉，行于腰腹，腰腹部是冲、任、督三脉脉气所发之处（冲、任、督皆起于胞中），所以带脉与冲、任、督三脉的关系极为密切。带脉为病，主司妇人带下，《傅青主女科》说："夫带下皆是湿证，而以带下名者，因带脉不能约束而有此病。"带脉为病概言之，可分虚实两候，实证源于带脉阻滞，虚证责之带脉迟缓。兹择其主要病理变化介绍验案数则。

病案1　带下病案

苏某，女，69岁。胆石症术后，腹泻已近半年，迭经中西药物治疗罔效。近半个月来症情加重，腹泻稀水便，日五六行，腹部坠迫，纳少神疲。舌质淡，苔薄白，脉细。乃中气亏虚、清气下陷、带脉失约所致。治以益气升陷，固束带脉。药用：党参15g，炙黄芪30g，炒白术12g，炙升麻6g，炙柴胡6g，炙甘草10g，巴戟天10g，续断12g，杜仲10g，五倍子6g，诃子肉10g，陈皮6g。服药1周，腹泻停止，续于原方去五倍子、诃子肉，加入鹿角霜、金毛狗脊等，调治半个月以巩固疗效。

原按：带脉绕腰一周，约束纵行之经脉，使其守于常度。若脾气虚弱，中气下陷，往往易造成带脉失约，诸经弛缓，出现诸如内脏下垂、久泻、脱肛、带下等证。治疗此等证候，除投益气升陷药物外，参用固束带脉之品，方能获事半功倍之效。[陈革. 从奇经论治经验点滴. 国医论坛, 1999（1）: 19]

病案2　环腰拘痛案

陆某，女，27岁。1992年9月26日初诊。14岁月经初潮，经来腹痛，并绕腰一周，似绳索紧束，每因情志不悦而临经绕腰痛，经量较多，经期缩短。今适临经期，感胸闷腰酸，小腹坠胀，绕腰一周紧束感。舌苔薄白，脉象弦细。按疼痛部位，诊断为经行带脉拘急痛。证系肝肾不足，复肝气郁结，带脉阻滞，拘急而痛。治拟缓带脉、疏肝气、补肝肾之法。处方：当归10g，白芍30g，甘草6g，香附10g，紫苏梗10g，郁金6g，白术10g，延胡索10g，乌药10g，补骨脂10g，杜仲15g，阿胶（烊冲）10g，仙鹤草15g。服2剂后，经水来潮，束腰痛减轻。守前方续进3剂，嘱下次临经前1周复诊，先后调理3个月经周期，带脉疼痛缓解。

原按：带脉绕腰一周，似箍桶圆环，总束诸脉。带脉阻滞，导致拘急而痛，有紧张而急迫感。上述病例，疼痛沿带脉的循行部位，有如绳索扎紧之状。其病机首先是肝肾不足，复因肝气郁结，带脉阻滞，临经带脉阻滞尤为明显，故见带脉拘急等一系列征象。治以缓带脉、疏肝气、补肝肾之法。选仲景芍药甘草汤，方中芍药治带下腹痛，甘草缓带脉拘急。考后世诸理带脉拘急方中均离不开此二药，故重用白芍、甘草以缓带脉拘急，增入延胡索、香附、紫苏梗疏肝气郁结，并引用当归，一以养血调经，二以宣通带脉。叶天士谓本品为宣通带脉主药。佐以补骨脂、杜仲等调补肝肾，阿胶、仙鹤草等益气养血，以奏全功。[沈志强，程婉丽. 带脉为病临证治验. 江苏中医，1995（4）：26]

病案 3　胎漏案

李某，女，30 岁。1992 年 5 月 5 日初诊。结婚 1 年，怀孕 2 个月，头目眩晕，肢酸神疲，腰胁酸痛，小腹坠胀，小溲频频，漏红数日，淋沥不净。舌质淡嫩，脉细无力。此乃带脉提系失职，肾气不固，形成胎漏。治以固带脉，益肾气。处方：党参 15g，黄芪 20g，当归身 10g，黄芩 10g，白术 10g，杜仲 15g，狗脊 10g，川续断 10g，芍药 10g，苎麻根 20g，南瓜蒂 4 枚。服 4 剂后，漏红已止，前方去苎麻根，增熟地黄、五味子各 10g，续服 4 剂，小腹坠胀及腰酸均消失。足月妊娠后产一男婴。

原按：带脉约束冲、任、督三脉，与生育关系密切。《奇经八脉考》说：带脉病变"令人无子"。带脉有病，不仅难以生产，即或受孕，胞胎亦不牢靠，每致引起胞漏、早产。《傅青主女科》说："带脉者，所以约束胞胎之系也。带脉无力则难以提系，必然胞胎不固，故曰带弱则胎易坠，带伤则胎不牢。"该患者怀孕 2 个月，因肾气不足，带脉虚惫，提系失职，冲任不固，形成胎漏。治用当归、黄芪、川续断、白芍、五味子等品。根据《奇经药考》所记，上药都为入带脉之药，能使带脉强壮，提系功能正常。带脉固，则胞胎安。[沈志强，程婉丽. 带脉为病临证治验. 江苏中医，1995（4）：26]

评析：滑胎，相当于西医的习惯性流产，孕妇每每数次怀孕，数次滑胎，滑胎月份相似。此乃带脉不固、肾气虚弱所致，西医往往无原因可找。治疗时，最好于怀孕前常服泰山磐石散，适当加入杜仲、菟丝子等固带脉、补肾气之品，疗效颇为满意。

病案 4　阴吹案

王某，女，30 岁。1991 年 2 月 14 日初诊。据述近期白带较多，小便频数，阴道内时有矢气。近因工作繁忙，常偶一转身，下部即连连有放气声。面色㿠白，舌质淡，苔白，脉虚细。诊断为阴吹证。此乃带脉失约，中气下陷，肾气亦亏。治拟固升带脉、益气健脾补肾法，用补中益气汤加减。升麻 6g，黄芪 15g，肉桂 3g，甘草 4g，白芍 10g，狗脊 10g，巴戟天 10g，白术 10g，菟丝子 10g，覆盆子 10g，五味子 6g，龙骨 15g。用上方加减，先后服药 10 剂，阴吹症状消失，带下亦少，小便次数恢复正常。

原按：阴吹一证，临床较罕见，多系带脉不固、中气下陷而致，治用补气固托法。本例患者，因带脉失约，中气下陷而有阴吹、带下、小便频数等症，治用东垣补中益气汤。方中升麻升提带脉；五味子为入带脉药，补益气阴，味酸兼收带脉之陷；芪、术健脾益气，补带脉；肉桂、狗脊等温补肾阳，以治小便频数之症；芍药健脾燥湿。诸药相伍，切中病机，故收良效。[沈志强，程婉丽. 带脉为病临证治验. 江苏中医，1995（4）：26]

病案 5　白浊案

王某，男，46 岁。1988 年 12 月 8 日初诊。跌伤腰脊，频繁腰痛，经治时轻时重。近 2 个月来渐见尿有白浊，近周加重。刻诊：形体消瘦，尿混浊，或如米浊，或黄浊，饮食减少，不能吃荤腥食物，食之则尿浊更甚，腰胀甚，俯仰不利，口不干渴，时便秘。舌红，极少白苔，脉细数。尿常规：蛋白（++++），红细胞（++）。前列腺 B 超检查形态正常。腰椎拍片第 3～4 腰椎骨质增生，第 1～2 腰椎压缩性骨折。证属脾肾两亏、带脉失荣、湿热下注所致。拟滋肾补脾荣带、祛湿清热为法。腰椎损伤另寻治法。处方：生熟地黄各 10g，女贞子 10g，墨旱莲 10g，白术 10g，炙甘草 6g，云茯苓 10g，猪苓 10g，滑石 10g，炒地榆 10g，琥珀（冲）3g。3 剂，每日煎服 1 剂。

二诊。尿稍转清，尿蛋白（＋），红细胞（±）。拟双益脾肾，通补带脉，兼化瘀化食。处方：龟甲 15g，石斛 12g，山药 15g，云茯苓 10g，猪苓 10g，杜仲 10g，鹿角霜 10g，山楂肉 10g，鸡内金 10g。后守上方去猪苓，或加萆薢、桑螵蛸，或续断、枸杞子等增减。服药 20 余剂，尿清，尿常规复查正常，能食荤腥而无所苦。

原按：带脉围腰，总领六合。《素问·痿论》说："阴阳总宗筋之会，会于气街，而阳明为之长，皆属于带脉，而络于督脉。"若"思想无穷，所愿不得，意淫于外，入房太甚，宗筋弛纵，发为筋痿，及为白淫。"带脉一元之气通于先后二天，包涵阴阳二气化合而天成。若至虚至损，则见阴阳衰败之象，必从阴阳着手调治。首方双补脾肾，祛其湿热，以复带脉之用。二诊用龟甲、石斛、山药、杜仲、鹿角霜等通补阴阳以益带脉，山楂、鸡内金消食化滞以增化源，二苓以利水道，守方增减，使带脉复其约束收固之权，病乃可痊。[朱祥麟. 奇经病医案六则. 中医杂志，1996（9）：527-529]

病案 6　不孕案

戴某，女，38 岁。患者结婚 10 年未孕，近年来形体更加消瘦，语言低微，自感身体沉重，腰部酸楚，且有冷感，睡卧则盛，站立酸重疼痛加剧，不能从事工作。多方求医，上海某医院诊断为"肾下垂"。尿常规及中段尿培养均正常。舌淡苔薄，脉细微无力。证系带脉气分不足，弛缓失束，波及肾经而致"肾着"之证。拟法温中益气固带。方选补中益气汤合甘姜苓术汤加减治之。处方：人参（另煎）3g，黄芪 20g，当归 12g，炙升麻 10g，柴胡 10g，白术 10g，白芍 10g，干姜 5g，茯苓 10g，枳壳 20g，甘草 5g，川续断 15g，杜仲 15g。服药 30 剂，因停经 40 天，经妇科检查疑为"早孕"而停药。次年生一子，追访上述诸症均除。

原按：《奇经八脉考》说：带脉病变，令人无子。患者婚后 10 年未孕与带脉亏虚有关。而肾着之病首见于《金匮要略》，"肾着之病，其人身体重，腰中冷，如坐水中，形如水状，反不渴，小便自利，饮食如故，病属下焦，身劳汗出，衣里冷湿，久久得之，腰以下冷痛，腹重如带五千钱，甘姜苓术汤主之。"《奇经八脉考》将肾着列为带脉病一章。方中人参、黄芪、当归、升麻、白芍、川续断、枳壳、杜仲都是入带脉的药，补中气，固带脉，使陷者上升，弛缓者恢复正常的提系能力。另干姜温带脉之寒，芍药、甘草止带脉之疼痛，当归补带脉之阴血，升麻缓带脉之挛急。共服药 60 剂后检查受孕，说明带脉气提得复，进而腰部冷痛等症得除。[邵性丽. 奇经虚证治验 5 则. 南京中医药大学学报，1996（1）：25-26]

第19讲　跷脉辨证

一、跷脉概述

（一）阳跷、阴跷脉循行分布（图 19-1，图 19-2）

足太阳经脉有通过项部入于脑内的，属于眼睛根部，名叫目系。在后项正中两筋之间入脑，分为阴、阳跷二脉，阴跷、阳跷相互交会，交会于目内眦。

1. 阳跷脉　阳跷脉起于足跟部，沿着足外踝向大腿外侧上行，进入项部的风池穴。

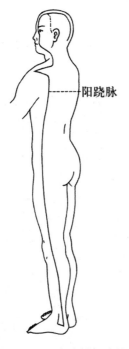

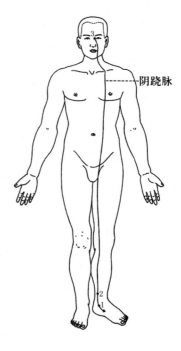

图 19-1　阳跷脉循行路线　　　　　图 19-2　阴跷脉循行路线

2. 阴跷脉　阴跷脉是足少阴经的支脉，起于然谷穴之后的照海穴，上行于内踝上方，向上沿大腿的内侧进入前阴部，然后沿着腹部上入胸内，入于缺盆，向上出人迎的前面，到达鼻旁，连属目内眦，与足太阳、阳跷脉会合而上行。

阴跷脉也起于足后跟中，沿着足内踝向大腿内侧上行，到达咽喉部，交会贯通于冲脉。

（二）跷脉病候

《难经·二十九难》云："阴跷为病，阳缓而阴急；阳跷为病，阴缓而阳急。"就是说阴跷脉气失调，会出现肢体外侧肌肉弛缓而内侧拘急；阳跷脉气失调，会出现肢体内侧肌肉弛缓而外侧拘急的病症。这说明跷脉与下肢运动功能有密切关系。

《针灸大全》所载八脉八穴，申脉通于阳跷，其主治症有腰背强直、癫痫、腿肿、恶风、自汗、头痛、雷头风、目赤痛、眉棱骨痛、手足麻木、拘挛厥逆、吹乳、耳聋、骨节疼痛、遍身肿、满头出汗等；照海通于阴跷，其主治症有咽喉气塞、小便淋沥、膀胱气痛、肠鸣、肠风下血、黄疸、吐泻、反胃、大便艰难、难产昏迷、腹中积块、胸膈嗳气、梅核气等。

（三）归经选药

严西亭《得配本草》谓：防己入阳跷，肉桂入阴跷，穿山甲、虎骨入阴、阳二跷。

《灵枢》用半夏秫米汤治阳跷病不寐，半夏、秫米也入阳跷。

《续名医类案》记载黄锦芳说："古人论虚痫之症，昼发责之阳跷虚损，用十补汤加益智仁；夜发责之阴跷虚损，用六味丸加鹿角胶，或用紫河车、当归、人参。"癫痫，"若阳跷而兼阳维虚损，则于补中益气汤加桂枝、益智""阴跷而兼阴维虚损，则于六味丸加鹿胶、鹿茸、人参、故纸、当归、河车、紫石英。"

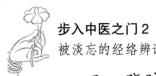

二、跷脉辨证案例评析

跷脉的"跷"字有足跟和跷捷的含意。因跷脉从下肢内、外侧上行头面，具有交通一身阴阳之气，调节肢体运动的功用，故能使下肢灵活跷捷。又由于阴阳跷脉交会于目内眦，入属于脑，故《灵枢·寒热病》有"阳气盛则瞋目，阴气盛则瞑目"的论述。《灵枢·脉度》还说："男子数其阳，女子数其阴，当数者为经，不当数者为络也。"意指男子多动，以阳跷为主；女子多静，以阴跷为主。卫气的运行主要是通过阴、阳跷脉而散布全身，卫气行于阳则阳跷盛，主目张不欲睡；卫气行于阴则阴跷盛，主目闭而欲睡。说明跷脉的功能关系到人的活动与睡眠。

病案 1　眼睑下垂症案

蒋某，男，59 岁，干部。2001 年 6 月 2 日初诊。左上眼睑下垂已 8 个月，起先尚轻，觉抬眼皮较累，后至眼皮只能抬之半起，平视时两眼明显大小不一，头颅 CT 平扫未见异常。先用扩血管、营养神经之剂及新斯的明等治疗，见效甚微。后又求助于中医。经服补中益气汤类方治疗 1 个月，觉精神略振，但眼睑仍有下垂。张老诊得患者面色少华，左上眼睑下垂，但未遮及瞳仁，怕冷少动，食纳及二便尚可。舌边有齿印，苔薄白，脉沉细。辨证为阳跷脉虚，目开不利。治拟温阳通络，并嘱患者适当活动四肢。方拟：熟附块（先煎）30g，川桂枝 15g，淫羊藿 15g，仙茅 15g，菟丝子 15g，炒川续断 15g，川芎 15g，全当归 15g，炙甘草 6g。连服半个月，眼睑较前略抬起，前后加减治疗 3 个月，左眼皮已能正常抬起。

原按：阴跷、阳跷分别起于照海、申脉，各自沿下肢内外侧上行，至目内眦而合，合而入脑，入脑后再分，达于目锐眦而交。阴跷脉下秉足少阴之脉气，上承阳明经于口唇鼻旁达于目下纲；阳跷脉秉足太阳之脉气上行，达于目上纲。二跷均分别接受正经气血的渗灌达于上下眼睑，起着濡养眼睑、利于其发挥开合功能的作用。二跷于睛明合而入脑，入脑后再分，达于目锐眦。此次联系途径有脑的参与，共同主持眼的开合功能。如果二跷脉的脉气不协调，则眼的开合就会发生故障。其中阳跷主开，阴跷主合。

[承小敏，张剑秋. 以"奇经病"辨治杂病的经验. 中西医结合学报，2003，5（1）：65]

评析：患者面色少华，怕冷少动，舌边有齿痕，脉沉细，证属阳跷脉虚。阴跷脉下秉足少阴之脉气，阳跷脉秉足太阳之脉气上行，故阳跷脉虚，温阳药选用入肾与膀胱经的药物，方以熟附子、桂枝、仙茅、淫羊藿温通跷脉阳气，以菟丝子、川续断补肾气，川芎、当归入阴跷和血通脉，正显奇经以通为用的特点，甘草调和诸药。药证相符，故能获效。

病案 2　失眠案

张某，男，50 岁。素有痔疾，本次病发延续 2 个月之久，出血甚多，经治痊愈。但遗有昼夜失眠，心烦易怒，神情不定，纳谷不下，舌红，苔薄黄，脉细数。证属失血之后，血亏阳亢，跷脉受损。拟法壮水之主以制阳光，交通心肾，补益奇经。方选黄连阿胶汤合交泰丸复方图治。处方：生熟地黄各 10g，阿胶 10g，当归 10g，黄连 2g，肉桂 2g，茯神 10g，酸枣仁 10g，柏子仁 10g，青龙齿 15g，远志 5g，粳米 10g，白芍 10g，鸡子黄 1 个。服药 7 剂，睡眠改善，每夜能睡 3～4 小时。继服 30 剂，失眠痊愈。

原按：二跷病，《灵枢·寒热病》说："阴跷、阳跷，阴阳相交，阳入阴，阴出阳，交于目内眦，阳气盛则瞋目，阴气盛则瞑目。"瞋目者目张不寐，瞑目者目合嗜睡。叶天士将失眠或嗜睡归为二跷为病。本患者失眠始于失血之后，血亏阳亢，跷脉受损，治以壮水制阳，交通心肾，补益奇经，调复跷脉为治。方中生熟地黄、当归、阿胶、白芍、鸡子黄补益阴血，茯神、龙齿、远志潜镇八脉之阳；黄连、肉桂通阴跷，交通心肾；粳米入跷脉，能泄阳补阴，调和跷脉。诸药合用，使阴复阳制，二跷得充，阴阳调和，心肾相交，失眠得愈。[邵性丽. 奇经虚证治验 5 则. 南京中医药大学学报，1996，12（1）：25-26]

评析：调跷脉可治疗睡眠失调之失眠、嗜睡症。早在《灵枢》中即有详细论述。如"卫气昼日行于阳，夜半则行于阴……阳气尽，阴气盛则目暝；阴气尽而阳气盛则寤矣""阳气满则阳跷盛，不得入于阴，则阴气虚，故目不暝矣""卫气留于阴，不得行于阳，留于阴则阴气盛，阴气盛则阴跷满，不得入于阳则阳气虚，故目闭也。"因此，对于顽固性失眠、嗜睡，可以另辟蹊径，从阳跷脉虚治之，通过交通阴阳，可获奇效。

病案3 两跷脉病呵欠案

何某，女，32岁。1993年8月8日初诊。自述病呵欠已2~3年，每发作则精神困倦，呵欠频作，涕泪自出，精神几不能支，肢软无力殊甚。如是日发1~2次或3~5次，每次数分钟，殊以为苦。经多方中西医治疗皆无效果。诊其脉舌尚平，权以人参定志丸合百合汤3剂予服，不中。窃思：《灵枢》尝论阴阳气相引故数欠，欲寤不能，欲寐不得，病责卫气循行失常。两跷脉司卫气而主寤寐，主目之开合，其气通肝胆，乃借用柴胡龙骨牡蛎汤调阴阳以治之。处方：柴胡10g，桂枝10g，法半夏15g，云茯苓10g，黄芩6g，党参10g，大黄6g，生龙骨15g，生牡蛎5g，生姜10g，大枣5枚。3剂，日服1剂。月余后其夫因他病来诊，喜告其妻病竟未再发。

原按：据《灵枢》所论，卫气行阳为阳跷所主而目睁，行阴为阴跷所主而目闭。目为肝窍，其欠发而泪出，显然与两跷脉气失调并与肝气失衡相关。徐灵胎尝论柴胡龙骨牡蛎汤能治肝胆之惊疾，以之治癫痫甚效，足见其调神镇静之功。盖此方用参、桂、姜、枣等能振奋阳跷之阳气；龙、牡、夏、苓等能镇静阴跷之阴气，柴、芩以和解之；大黄通络脉血气，使两跷阴阳气调，两年奇疾，竟然冰释。[朱祥麟. 奇经病医案六则. 中医杂志，1996，37（9）：527-529]

第20讲　维脉辨证

一、维脉概述

（一）阳维、阴维脉循行分布（图20-1，图20-2）

1. 阳维脉　阳维脉，与足太阳膀胱经相合，取穴在腿肚下际，距离地面一尺许的部位——即阳交穴。

阳维脉起于与各阳经交会之处。

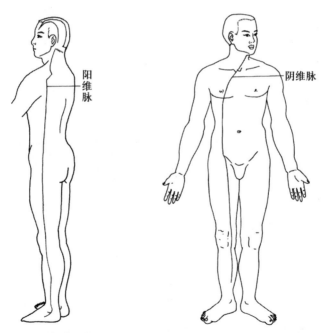

图 20-1　阳维脉循行路线　　　　图 20-2　阴维脉循行路线

2. 阴维脉　刺飞扬之脉，其部位是在内踝上五寸，足少阴之前，与阴维脉相会处——即筑宾穴。

阴维脉起于与各阴经交会之处。

（二）维脉病候

奇经八脉病证，以维脉病最难理解。阳维的病证是什么？《难经·二十九难》说："阳维为病苦寒热。"古人说得就这么简单。为了更好地理解维脉病证，在此加大讨论的篇幅，有必要从阳维生理功能谈病证。

1. 阳维主病

（1）阳维脉病实证：《脉经》说："阳维为卫，卫为寒热。"说明阳维主维护人体卫表的阳气，这从阳维脉的循行可以得到佐证。阳维脉起于足太阳之金门穴，而足太阳主一身之表，为诸经之藩篱，统摄营卫，阳维为足太阳之别脉，得太阳气血资助，蓄溢太阳脉气，有卫护卫气主表之功。李时珍说："阳维主一身之表"，关系卫气之乖逆。所以，当外邪侵袭，邪犯阳维经脉，卫与邪争就出现了恶寒发热证候。这也就好理解阳维病恶寒发热，历代医家为什么有汗者使用桂枝汤、无汗者使用麻黄汤治疗了。

其实，阳维病卫气不能卫外的病证与《伤寒论》的太阳经证在某种程度上几乎是一回事。从古人论述中我们可以找到相关根据。张洁古说："卫为阳主表，阳维受邪为病在表，故苦寒热。"仲景说："太阳病，初服桂枝汤，反烦不解者，先刺风池、风府，却与桂枝汤则愈。"张洁古说："此二穴，乃阳维之会也。谓桂枝后，尚自汗发热恶寒，其脉寸浮尺弱，而反烦，为病在阳维，故先针此二穴。"因此，从某种意义上说，阳维卫外功能失调的病证与《伤寒论》中麻黄汤证、桂枝汤证在实质上是一回事。

（2）阳维脉病虚证：《难经·二十九难》说："阳维维于阳。"《难经·二十八难》说："阳维、阴维者，维络于身，溢蓄不能环流灌溉诸经者也。故阳维起于诸阳会也，阴维起于诸阴交也。"都说明阳维维系全身在表的诸经经气的流行而有蓄溢调节作用。不仅如此，阴、阳二维脉存在相互对立而统一的关系。阴维脉主营主里，阳维主卫主表，卫阳在外而为固，营阴在里而为守。若因久病内损阴血，阴维失养，阴不恋阳，则营气失其与卫气之维系，亦可变化而发为恶寒发热之证。故久病劳损，每有寒热内生，是病及阳维。李时珍认为，阳维为病，"若夫营卫憔卑而病寒热者，黄芪建中及八物汤之类主之。"（《奇经八脉考》）归纳古代医家见解，再根据临床所得，阳维病阳虚气弱，虚损而有寒热或自汗者，应效法黄芪建中汤意，以黄芪、桂枝、芍药、炙甘草、大枣、饴糖为要药；兼有血虚者，可选用当归补血汤（黄芪、当归）；兼督脉虚损可配鹿茸、鹿角霜，精枯血亏者配以阿胶、鲍鱼汁，颇能应效。

2. 阴维主病　《难经·二十九难》说："阴维为病苦心痛。"这是因为阴维维于阴而上行于营分，营又属血，心主血，所以阴维病变出现苦心痛的证候。王叔和加以补充："诊得阴维脉沉大而实者，苦胸中痛、胁下支满、心痛""其脉如贯珠者，男子两胁下实，腰中痛，女子阴中痛如有疮状。"阴维在手足三阴脉中，与足太阴脾经、足少阴肾经、足厥阴肝经的联系较密切，这三条经络循行于胸脘胁腹之间，和阴维能够相互影响。阴维病变就出现心胸胁腹间的一切疼痛征象。

据《针灸大全》所载八脉八穴，外关穴通于阳维，其主治症有肢节肿疼，膝部有冷感，四肢不遂，头风，背胯内外筋骨疼痛，头项疼痛，眉棱骨痛，手足热，发麻，盗汗，破伤风，脚跟肿，目赤痛，伤寒自汗，表热不解。内关穴通于阴维，其主治症有中满，心胸痞胀，肠鸣泄泻，脱肛，食难下咽，腹中积块坚横，胸胁攻撑疼痛，妇女胁痛、胸痛，结胸里急，伤寒，疟疾。

（三）归经选药

《朱小南妇科经验选》谓当归、川芎为阴维主药。

严西亭《得配本草》谓黄芪主阳维为病苦寒热，白芍主阳维寒热，桂枝走阳维。以此推论，选药实从《脉经》"阳维为卫，卫为寒热"入手。即"阳维主一身之表"（李时珍语）。主阳维之药多有温阳固表、调和营卫的功效。

王旭高治虚损心痛，"阴维维于阴，营阴虚则心痛而舌红也。"重用当归（《环溪草堂医案》）。蒋宝素《问斋医案》治维脉失调不孕，"阴不维阳，阳不维阴，卫失外护，营失中守，寒热往来七载，经候不能应月盈亏，是以未能孕育。"施治时选川芎、当归入阴维。阴维血亏而疼痛，应以四物汤为主，固养血分，兼有治心腹痛的功效。

二、维脉辨证案例评析

维脉的"维"字，含有维系、维络的意思。《难经·二十八难》云："阳维、阴维者，维络于身，溢蓄不能环流灌溉诸经者也。"说明阳维有维系、联络全身阳经的作用，阴维有维系、联络全身阴经的作用。阳维脉维络诸阳经，交会于督脉的风府、哑门；阴维脉维络诸阴经，交会于任脉的天突、廉泉。在正常的情况下，阴阳维脉互相维系，对气血盛衰起调节溢蓄的作用，而不参与环流。如果功能失常则出现相关病症。

病案 1　更年期综合征案

顾某，女，47 岁，农民。2001 年 7 月 14 日初诊。月经量渐减少 2 年，血色紫暗，有块，腰酸。近 1 个月来自感神疲乏力，四肢懒动，常有胸闷心悸，心烦，夜寐不安，咽干，偶有头昏，食纳尚佳，二便畅，舌质紫暗，苔薄白，脉细右涩。辨证：年届更年，奇经为病，八脉失调，宗气不足，血脉瘀阻。治拟活血化瘀，通调八脉。生黄芪 30g，炒白芍 15g，桂枝 15g，全当归 15g，川芎 15g，丹参 15g，益母草 15g，生熟地黄各 15g，杜仲 15g，枳壳 15g，生甘草 3g。7 剂。

7 月 21 日二诊。心悸、胸闷减轻，舌紫暗，苔白腻，脉沉细。原方去生地黄，加升麻 10g，炒白术 15g，升提维系阳气。服药 3 周后，舌质转红，诸症悉减，后又加减治疗 1 个月而愈。

原按：更年期综合征常涉及多脏器、多经络。张老用"奇经为病，八脉失调"八字加以概括，阐明了其病机特点。用阳维脉主药黄芪、白芍、桂枝和阴维脉主药当归、川芎配合治疗，收到较好疗效。[承小敏，张剑秋. 以"奇经病"辨治杂病的经验. 中西医结合学报，2003，5（1）：65]

病案 2 低热案

王某，女，43 岁。1991 年 10 月 15 日就诊。低热 20 余日，经查血、尿、胸透等均无异常发现。已用解热、抗生素诸药及静脉滴注复方氨基酸等皆乏效。现面色萎黄，体质瘦弱，低热以入暮较高（37.8℃），并畏寒，口干不欲饮水，少纳乏味，月经如常。舌淡，中后呈白黄腻苔，脉缓小。此乃阳明气虚，阳维脉失调所致。方以补中益气汤加白薇，服 5 剂。

二诊。低热略减，而日暮仍恶寒，苔已化薄，乃予黄芪建中汤。黄芪 15g，桂枝 10g，白芍 15g，炙甘草 10g，生姜 10g，大枣 5 枚。煎成加白糖 3~4g。服 1 周后，寒热均不再复作。

原按：《难经·二十九难》说："阳维为病苦寒热。"阳维主卫主表，阴维主营主里。今患者中州阳明气虚，无以充煦阳维，故二维失谐而病低热畏寒；日暮脾土主时，土气不足，其时病益急。首方用补中益气、益脾升阳以充煦阳维，加白薇以化解蕴热；接方建立中气，充虚起衰，使阳维脉实，其病乃愈。[朱祥麟. 奇经病医案六则. 中医杂志，1996（9）：527-529]

病案 3 产后腰脊刺痛血淋兼有寒热案

鲍蒳春部曹尊堂血枯久伤奇经，产育多胎，冲任受亏，兼之自乳，阴血更耗。羌经年远，腰脊刺痛，转侧维艰，小便血淋，痛引少腹。揣摩其故，非特血气之伤，而且奇经亦损。故归、地养阴，参、芪益气，均无灵效。冲脉起于气街，任脉起于中极之下，淋痛诸候必有所关，即寒热一端亦阳维为病耳。病由血海空虚损及奇经八脉，寻常药饵谅难奏功，宗《内经》血枯治以四乌贼骨一蘆茹丸。（《杏轩医案》）

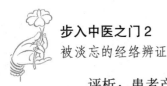

评析：患者产育多胎，兼之自乳，乳亦精血所化，以致营血亏损，复因血淋日久，阴血更耗，损及奇脉。营阴不能敛阳，以致阴不维阳，阳不维阴，卫失外护，营失中守，寒热往来。方用海螵蛸益肾入奇脉，以生精化血；茜草色赤入奇经，和血生血，俾营阴足自能敛阳，阳维维于卫，则寒热自除矣。

病案 4　胃痛案

瞿某，女，45 岁。素有胃病史 7 年，曾有 2 次上消化道出血，经中西药治疗而愈。上消化道钡透和胃镜均诊断为"十二指肠球部溃疡"。半年来胃痛有定时，痛在空腹，得食则缓，喜得热饮、热敷、热按，泛吐清水、酸水，伴有午后低热，畏寒，纳差。舌淡，苔薄，脉细。证属失血之后，气血双亏，累及奇经，二维受损，脾胃阳虚为患。拟法补益二维，健中和胃。方用当归补血汤合黄芪建中汤复方图治。处方：阿胶（烊化）10g，当归 10g，黄芪 30g，川桂枝 5g，炒白芍 10g，炙甘草 5g，大枣 5 枚，饴糖 20g，延胡索 10g，陈皮 5g。服药 10 剂，疼痛减轻，余症尚存。又继服 20 剂，脘部疼痛基本消失，畏寒亦轻。后服建中合剂 3 个月，诸症全除。半年后随访未发作胃脘疼痛，从事正常工作。

原按：《难经》曰："阴维为病苦心痛，阳维为病苦寒热。"本患者有胃病史七载，曾 2 次上消化道出血，致使血海空虚，奇经受损。脘腹痛在空腹之时，喜得热敷、热饮，且喜按，有时泛吐清水、酸水，示脾胃阳虚损及阴维。又午后低热、畏寒示阳维气弱，虚损不足。《得配本草》附录"奇经药考"中认为阳维主药有三：一曰黄芪"主阳维为病苦寒热"，二曰白芍"主阳维寒热"，三曰桂枝"走阳维"。阴维主药：当归养血活血兼止痛。本方综前人之教，以当归、黄芪、桂枝、炒白芍为主药补益气血，温补脾阳，缓急止痛，调复阴维。阴维得复，诸症全除。[邵性丽. 奇经虚证治验 5 则. 南京中医药大学学报，1996（1）：25–26]

病案 5 寒热案

沈，背寒鼓栗而后发热，二便颇利，并不饮渴，入暮倚枕，气自下冲，呛咳不已，脉空大，按之不鼓，肌销神铄，是烦劳伤阳。寒热起于戌起丑衰，解时无汗，非外感表证显然。温养营分，立方渗于奇脉，宗阳维为病苦寒热之例。

川桂枝　鹿角霜　当归　炙草　生姜　南枣

又，进通和营分兼走奇脉二剂，寒热已止；且操持烦心，皆属伤营耗气，未免滋扰反复。经谓心营肺卫之虚，都是上损，立方不越益气养营矣。

人参　茯苓　广皮　炙草　炒白芍　当归　枣仁　生姜（《种福堂公选良方·续医案》）

评析：这是叶案中用桂枝汤加减治疗虚劳发热的一个完整病例。每晚先寒后热，解时无汗，咳喘不已，肌消神萎，脉空大，为烦恼伤阳，阳维失护之证。叶案取桂枝汤去白芍，加鹿角霜通阳、当归和营，2 剂后寒热即止。为防复发，续于补养气血以善后。由此可见，叶案中常用桂枝汤或小建中汤治疗虚劳发热，确有良效。

病案 6 月经前期案

脉涩，经事先期，脘痛引及腰髀，不时寒热。此二维为病也，良由营血不足耳。

鹿霜　当归　茯苓　杞子　紫石英　茴香。（《未刻本叶氏医案》）

评析：本案系由下元阴亏伤及奇经，维脉失护，以致不时寒热，食减，脘痛引及腰髀，脉涩。方中鹿霜、紫石英、茴香温壮阳气，当归、杞子补养阴血，茯苓引药下行。全方有大补肾中阴阳及奇脉之功。叶氏说："先伤真阴，忌用桂、附之刚，温煦阴中之阳，能入奇经者宜之。"

病案 7 痹证案

唐妪，右后胁痛连腰胯，发必恶寒逆冷，暖护良久乃温。此脉络中气

血不行，遂至凝塞为痛，乃脉络之痹症，从阳维、阴维论病。鹿角霜、小茴香、当归、川桂枝、沙苑、茯苓。(《临证指南医案》)

评析：叶氏说："肝肾下病，必留连及奇经八脉，不知此旨，宜乎无功。"可见腰腿足膝痹证久治不愈，叶氏往往虑其累及奇经八脉，关于治则，提出"先通营络，参之奇经为治。考古圣治痿痹独取阳明，惟通则留邪可拔耳""脉络中气血不行，遂至凝塞为痛，乃脉络之痹症，从阳维、阴维论病。"其治奇经之法离不开阳明药，用归、芎、桂、苓以调和营卫，但擅用血肉有情之品如鹿筋胶、羯羊胶、牛骨髓、猪骨髓等温补奇经，用鹿角霜、鹿角、鹿茸温通奇经，用川椒、小茴香等气味辛香引药入奇经。